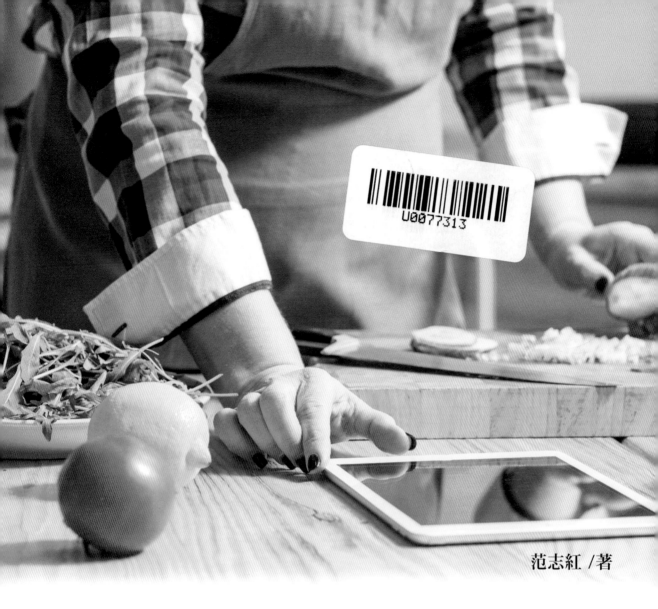

范志紅 /著

什麼？我的廚房有毒！②

自己煮飯的健康風險更大？

Part1 管好廚房才能讓家人健康

1. 小心家裡的食品變成毒物。 05

2. 洗碗為何與食品安全有關？ 09

3. 餐廚用品容易發黴，怎麼辦？ 18

4. 冰箱發熱、結冰還有異味，怎麼辦？ 21

5. 廚房裡有哪些食安隱患？ 26

6. 做備餐，如何保證安全和營養？ 31

7. 上班族如何安全帶便當？ 39

8. 減少油煙危害的 10 個建議。 43

9. 有關油煙的 7 個問答。 49

10. 哪些食品不用放進冰箱？ 53

11. 哪些食品必須放進冰箱？ 56

12. 你家的炒菜油過期了嗎？ 60

13. 家庭保存湯湯水水的妙法。 63

網友問答 66

Part2 小心！食物中暗藏陷阱

1	有關「冷」食品的 10 個安全提示。	70
2	購物也有「最佳順序」？	75
3	吃蔬果吞下致病菌、蟲卵？！	79
4	為什麼不能喝生水？	84
5	遠離可怕的肉毒桿菌	88
6	美味葷菜中的污染隱患	95
7	節日期間，小心吃出病來。	98
8	原來我曾多次遇到食物中毒！	103
9	「輕食」中的安全隱患。	106
10	如何安全處理剩菜？	112
11	蒸鍋水、千滾水、隔夜茶有毒？	116
12	吃外食如何保證安全？	118

網友問答　　　　126

Part 1

管好廚房
才能讓家人健康

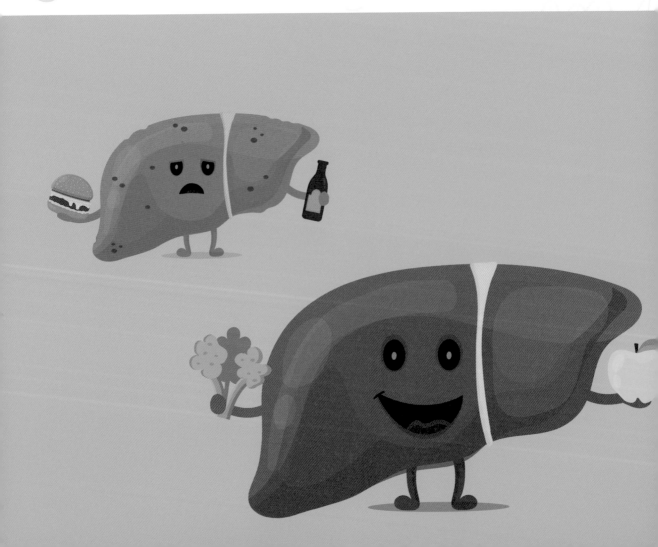

1 小心家裡的食品變成毒物。

Secrets from the kitchen

　　到了夏季，食品變壞的速度異乎尋常地快，這也給人們帶來了不大不小的煩惱：留著？食物已經放了這麼久，甚至已經有點變味了；扔了？這麼大一包，浪費東西實在可惜。

　　據英國的一項調查表明，家庭中的食品浪費比例高達 30％左右。這裡就包括了過期、腐敗、變味、長蟲、發黴等各種情況。防止食物在家中變質的最要緊的預防措施，就是不要貪便宜購買大包裝，別讓吃不了的食物佔據你的廚房空間。

　　現在家庭人口越來越少，三口之家是主導，還有兩人世界、單身貴族。即便家裡有三四口人，也可能老公出差，孩子住校，或者經常在外用餐。所以，做飯做菜的各種原料，使用速度都非常慢。

　　可是，現在商場的食物包裝，卻都沒有「與時俱進」地縮小，大包裝的食品仍然佔據主導。商場也經常辦「加量不加價」「買一送一」「買 10 贈 2」之類的優惠活動，讓消費者怦然心動，從而大量購買。

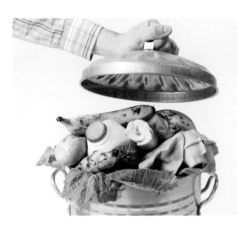

　　如果家庭人口不多，千萬不要被商場的大份量或經濟包裝所誘惑。大桶油、大包米買回家，不僅占地方，而且短期內吃不完會變成雞肋。不是發黴變質，就是氧化劣變，至少是用新鮮食物的價格吃不新鮮的食物。無論當初覺得多便宜，品質下

降之後，甚至扔掉一部分之後，價格就會比小包裝更貴！

如果已經買進家門，應當如何讓它們安全度夏呢？這裡就和大家討論一下夏季保存食物的可靠方法。

油脂的保存

油脂以購買小包裝為宜。如果是大桶，打開包裝之後，應定期將一部分倒入乾淨乾燥的油瓶或油壺當中，而把大桶蓋子重新擰緊，儲藏在不見光的櫃子裡。倒進油壺的油，儘量要在 1 週內吃完；大桶內的油，儘量在 3 個月內吃完。否則，過氧化值的指標就容易超標。氧化的油脂對身體不僅無益，還可能加速衰老。

油壺平日不要放在窗臺或灶臺上，要放在櫥櫃裡，做菜的時候拿出來用，做完了再蓋好蓋子，放回去。紫外線、光、熱、潮氣都會促進油脂的氧化變質。油壺要定期清洗、乾燥之後再用，不能成年累月不清潔。

糧食和豆子的保存

糧食、豆類夏天怕壞，有些人就直接裝入布袋，放在冰箱的冷藏室中，以為這樣可以延長保質期。殊不知，它在冷藏室仍然是會吸潮的。這是因為各種食物的水分會趨於平衡，從冰箱中的水蔬果菜、剩飯剩菜當中，轉移到比較乾的糧食豆類當中。而且，黴菌能夠耐受冷藏室的低溫，時間久了也有發黴的危險。

如果冷藏室確實有空間可以放，也必須先把糧食、豆子裝進不透水的袋子當中，密封之後再放入冰箱。

即便是冷凍室，也有吸潮問題，因為在冷凍狀態下，冰可以直接昇華為水蒸氣，水蒸氣還是會接觸食品。這也是為什麼冷凍食物的時候經常看到表面有白霜的原因。從冷凍庫或冰箱取出食物，表面都要產生水珠，如果不是密閉狀態，反而吸潮很快。

建議在購買糧食、豆子的時候，優先購買抽真空的小包裝。玉米和大米等都是黃麴黴喜歡的食物，但真空條件下，黴菌很難活動。要在晴朗乾燥的天氣打開真空包裝的糧食袋。趁著乾爽，趕緊分裝成短時間可以吃完的小袋。一袋在 1～2 週內吃完，其他袋子都趕緊擠出空氣，再夾緊袋子，放在陰涼處儲藏，或者放在冰箱裡。

很多家庭喜歡用飲料瓶子保存糧食和豆子。這是個不錯的方法，省地方也漂亮整齊。只是，要先保證糧食是乾燥的，並在乾燥的天氣裝瓶，然後趕緊擰緊蓋子。如果還不太放心，可以加入幾粒花椒，它的香味有驅蟲的作用，前提是你不在意煮飯的時候有微微的花椒香氣。

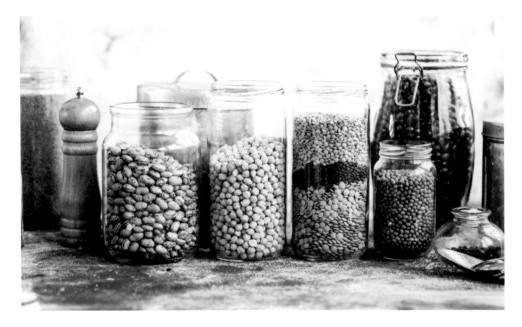

水果乾和堅果的保存

水果乾在夏天很容易受潮，還容易生蟲。最好找個好天氣，把水果乾攤開曬幾小時，或者用微波爐的最低檔，把其中的水汽除掉，然後再把徹底乾燥的水果乾分放入密封盒中。

放入冷凍室 2 週，然後再取出來，就不容易生蟲了。記得從冰箱取出來之後，一定要在室溫平衡溫度之後再打開包裝，以免表面產生水汽。

堅果的主要問題是受潮和氧化。只要在陰雨天打開堅果口袋，就會發現它在幾小時之內變軟，這就是吸水了。一旦水分上升，黴菌就會找上門來，容易產生黃麴毒素。所以，必須注意先趁乾燥時分裝，或者烤乾之後分裝。把每個袋子口封嚴，至少用一個很緊的夾子夾住。如果天氣潮濕，最好在開袋後 1 小時之內吃完。如果發現已經有輕微的黴味，或者有不新鮮的氣味，就要堅決丟棄。有害健康的食物是不值得吃的！

剩飯剩菜的保存

夏天的剩食物要特別小心，在小暑大暑季節，高水分的食物只需 4 小時左右，就可能因細菌繁殖讓食物發生變質。特別是那些富含澱粉和蛋白質的食物，深受細菌喜愛，壞起來就更快。比如綠豆湯、大米飯、牛奶、豆漿、肉湯、豆腐等。

所以，如果感覺可能吃不完，應當在起鍋的時候馬上把一份食物分裝在乾淨的盒子裡，涼到室溫就馬上放到冰箱裡，這樣可以安全儲藏到第二天。用餐時吃不完，捨不得把剩下的部分扔掉，也應在飯後馬上放入冰箱。這樣並不能保證 24 小時以上的安全，但是下一餐熱一下吃是可以的。

饅頭和麵包吃不完，應當分成一次能吃完的包裝，先放在冷藏室降溫，然後封嚴，放到冷凍室中凍起來。之後每次取一包，送進微波爐用「解凍」檔解凍 1～2 分鐘，就可以了。

請記得：
千萬不要用「高火」「中火」之類的檔來加熱饅頭、麵包或其他麵食，那樣麵食就會變「老」，韌性很強，很不好吃。

2 洗碗為何與食品安全有關？

Secrets from the kitchen

全家圍坐，滿桌菜餚，吃起來固然令人愉快，飯後洗碗卻是個相當大的麻煩。您家裡是誰負責洗碗？向攬下此重任的家人朋友致敬吧，他們擔負了收拾碗筷、打掃廚房的責任，才能讓其他人輕鬆愉快地看電視、打遊戲、玩手機。

不過，回到平淡的日常生活中，只要不是選擇那種大量扔一次性碗筷的不環保生活，洗碗刷鍋仍是平常百姓天天需要面對的雜務。很多家庭的夫妻會因為誰去洗碗而鬥嘴慪氣，孩子們即便被分配到這樣的任務也往往不情不願。況且，大部分男人認為做菜是創造性工作，有意思；洗碗是重複性工作，太枯燥。樂於下廚的男人，卻往往把一堆碗筷和油膩膩的灶台留給女人。

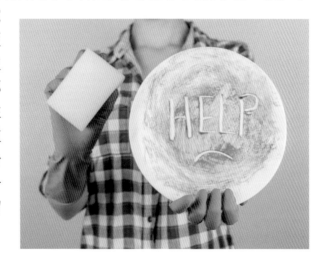

其實，如果掌握了正確的方法，洗碗算不上是件麻煩事。至少我覺得，看到一個個碗盤變得晶亮乾淨，還是一件令人愉快的事情。不過，這個愉快有很多前提。

1.碗盤做分類，刷洗分次序。

沒油和有油的碗盤、裝生魚肉和裝熟食的器皿，都一定要分開放，避免交叉污染。

1.先刷沒油的碗，後刷有油的碗。

最乾淨的碗要最先清洗。如果把油膩膩的碗和其他碗擺在一起，結果是互相污染，全變成油膩的碗。最糟糕的是，碗的內外一起沾上油，讓刷洗工作量憑空增加一倍不止！

2.先刷裝過熟食的碗，後刷接觸生魚肉的碗。

如果把次序搞錯了，容易攜帶致病菌的生食物殘渣，就會污染到裝過熟食的碗盤上，以及清洗用的布上、刷洗的池子上、洗碗人的手上，很可能又無意中污染到乾淨的碗盤上。

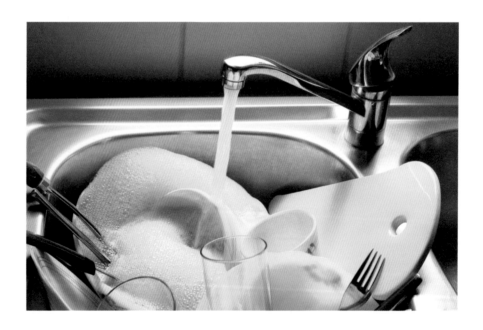

2. 趁著碗裡的水分沒乾，立刻洗！

那些沒有油的碗，比如盛粥、裝飯、放水果、放涼菜的碗盤，在沒有風乾之前，只要用水一沖或者用洗碗布輕輕一擦就乾淨了，非常簡單快捷。其實只要烹調後、吃完後及時洗碗，髒汙都是比較容易刷掉的。時間放得越久越難刷，髒汙變成硬塊，工作量就會增大幾倍，令人望而生畏。

另一個原因是，在剛吃完飯的時候，細菌繁殖還沒有那麼多，碗盤的味道也不難聞。如果放到下一餐之前再洗碗，那些食物殘渣早就成為了細菌的美味培養基。特別是夏天，如果一餐吃完不刷，放到下一餐，不僅菌數可能增加萬倍，而且會產生難聞的餿味、酸味、臭味，甚至還可能產生細菌毒素。洗碗的人強忍著這種氣味工作，簡直就是一種精神折磨。而且因為菌數增加，食品安全風險會增大，需要沖洗的次數和時間也會增加，既浪費時間，又浪費水。所謂天道酬勤，在洗碗方面也一樣是真理。

炒完菜立刻刷鍋子是最明智的。趁鍋底還有點熱，加溫水進去，油污很容易就洗掉了。對不沾鍋來說，特別需要注意，不要馬上用大量冷水來沖熱鍋，因為熱脹冷縮容易損傷表面不黏塗層。千萬不要將鍋放到下一頓再刷，因為餘熱容易讓鍋底和鍋邊上的殘留物質結成硬垢，刷起來更麻煩。特別是不沾鍋，用力刷又容易弄壞內塗層和外壁的顏色。

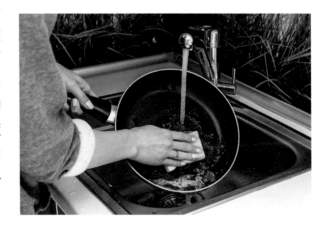

3. 聰明處理油膩的碗。

油污是水體的污染物，如果沒有安裝特殊的水油分離裝置，不要把碗裡的大量剩油隨便倒進下水道。特別是動物油，如果隨便倒進下水道，在冬天氣溫低時，還很容易結塊，把洗手槽下面的水管堵上，等池子沒法下水時，倒楣的就是自己了，沒準還會惹來樓下鄰居的抗議！

所以，如果看到鍋底或盤中有明顯餘油，要先用廚房紙或吸水紙來擦掉，把吸了油的紙扔進垃圾桶，然後再刷洗油很少的碗，就輕鬆多啦。

順便說一句，廚餘垃圾不要和其他垃圾混放，要分類回收哦！它是非常好的有機肥材料。一些環保人士在社區、學校等設立了廚餘垃圾發酵點，把它變成有機肥，然後用來種植花草，或者送給有機蔬菜種植農場，居民可以用這種「自製肥」換蔬菜吃，皆大歡喜。網路上也有專門的廚餘垃圾發酵桶，配有發酵劑的菌種，居民自己就可以處理垃圾。

4. 熱水洗碗才環保！

如果做的菜不油膩，那麼洗碗只需用一塊洗碗布，加上熱水，不用洗滌劑就能搞定了。熱水之所以能去油，是因為它可以讓動物油保持液態，並降低油脂的黏度。溫度越低，則油脂的黏度越高，越不好洗下來。

在過去沒有洗潔精的時代，洗碗通常是用熱水和米湯。熱水除了能降低油脂的黏性，讓它容易被流水沖走，還能保持米粒之類含澱粉污垢的柔軟度，讓它比較容易被擦下來。

同時，女人和老人冬天容易手指冰涼，如果用熱水洗碗，洗碗時就

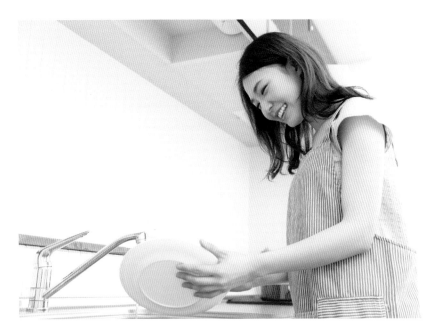

能因為手指溫暖而保持心情愉快，對這個繁瑣的工作不再產生牴觸心
理。

5.不用化學藥劑就能洗乾淨

　　米湯、麵湯中的澱粉是個神奇的東西，因為澱粉能和油脂形成澱
粉-脂肪複合物，也就是說，澱粉喜歡和油脂結合，這個結合物就不那
麼黏膩了，很容易被沖走。幾十年前生活艱苦，油脂供應量很少，碗盤
根本不油膩，用這點澱粉湯就足夠洗乾淨了。

　　如果奢華一點，凡是含澱粉的植物種子粉，都是洗碗的好東西。比
如玉米粉、小米粉、大米粉、小麥粉、豌豆粉等。
　　如果種子中含一些皂苷類或磷脂類，還有表面活性作用，洗碗就更
好用。比如大豆粉以及網上流行的茶籽粉（估計比較便宜的是提取完油
之後剩下的餅粕部分），都適合用來洗碗，其實就有這些道理在裡面。
這些天然種子粉網路上都有銷售，既好用好沖又無污染，並且也增加不

了多少成本。

如果家裡的糧食粉過期、變味，別把它扔掉，用來洗碗、刷鍋、洗蔬果，也是不錯的廢物利用方法。

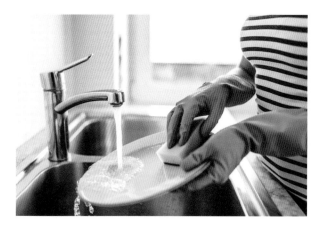

若實在是重油污的東西，過去一般用鹼面[1]加熱水來洗，原理是鹼和油脂發生皂化反應而進入水相。鹼面沒有污染，刷洗油污也很有效，但太傷皮膚。現在不建議用鹼洗碗，除非戴手套。

6. 洗潔精不是用來洗腸胃的。

如果不打算特意去購買能去油的種子粉和糧食粉，就直接用洗潔精好了。在半碗水中加幾滴洗潔精，洗碗布蘸這個稀釋後的水，用它來刷有油的盤碗，更容易把洗潔精沖掉。當然，用一盆加了洗潔精的熱水來泡碗筷，然後一個一個地用流水沖乾淨，也是可以的，只是沒有前面這種方式省水、省洗潔精。

為什麼洗潔精最好先稀釋幾倍再用？是為了減少用量，並讓它容易被沖掉。畢竟洗潔精完全不是人體所需的東西，我們沒必要經常用它來「洗」自己的腸胃。

曾有位女士經常輕度腹瀉，吃各種藥久治不癒。一次，她向人抱怨

---

1 又名蘇打、純鹼，即食用鹼，主要成分是碳酸鈉。傳統麵粉發麵中用於中和多餘的酸性，此過程稱為「揣鹼」。

說，碗上面總是滑滑的，同事和親友們才發現她洗碗總是用很多的洗潔精，才會沖幾遍都沖不乾淨。於是告訴她，一次只需用幾滴就夠。後來，她改變了洗碗的方式，腹瀉就好了，因為不再天天用洗潔精給自己「洗」腸子了。我感慨頗深：這年頭，從小在家不幹活的人，真的是連洗碗都要人教啊。

朋友們不妨觀察一下自己周圍的親友同事，很多人洗個碗用的洗潔精，比刷牙的牙膏還要多啊，這樣沖洗起來不僅浪費水，而且濫用的洗潔精本身就會造成水污染，特別是含磷含鋁的洗潔精。我平日購買各種洗潔精的標準之一，就是產品必須有環保標誌。

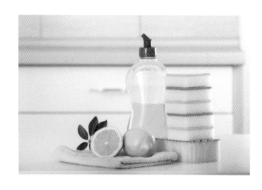

我們濫用洗潔精，把水污染了，最後還不是吃進自己的肚子裡？

7. 選擇合適的刷洗工具。

洗碗刷鍋時所用的工具也很有講究。普通棉布、紗布、毛巾、絲瓜瓤之類都很好用，它們的材料是纖維素，纖維素和澱粉一樣，有吸油的效果。市售其他材料的洗碗布也都有很好的吸油特性，油不太多的碗直接用洗碗布擦一下，甚至無須使用洗潔精。

如果沒有很硬的污垢，不提倡用菜瓜布甚至鋼絲球洗碗，不僅容易傷手，對器皿表面也容易造成劃傷。不沾鍋也不適合用它們來洗，會傷到塗層；只有鐵鍋或不銹鋼鍋才能用。

8. 洗碗布也要講衛生。

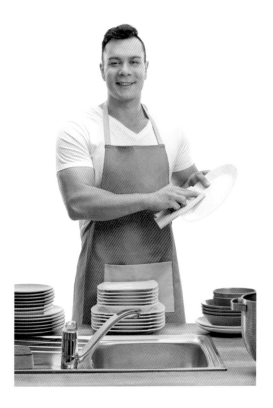

洗碗布要專項專用，不能又洗碗又擦桌子擦灶台，以避免其他污染。盛生肉生魚的碗和熟飯菜或蔬果的碗盤要分開，它們的洗碗布也要相應分開。

需要注意的是，洗碗布如果不晾乾，非常容易滋生細菌。所以在洗過碗之後，再把洗碗布、絲瓜瓤、菜瓜布等用兩三滴洗潔精洗一下，油污就洗掉了，然後把它們用清水涮淨，徹底晾乾，避免微生物繁殖，才能保證食品安全。還要養成定期更換洗碗布的習慣，不要一塊布用上好幾個月，明顯變髒了還捨不得扔。畢竟食品安全最重要啊！

9. 保持碗筷的乾燥最重要。

很多家庭為了食品安全，都會購買洗碗機、消毒櫃。但從原理上說，把碗筷刷乾淨，並徹底晾乾，比消毒處理更有意義。只要沒有有機質附著在碗上，也沒有水分，微生物就沒法繁殖。即便高溫消過毒，只要盤子上還有微量的營養基，只要有水分供應，只要溫度一降下來，微生物就不會放過它，衛生就難以合格。所以，購買消毒櫃的人，最好是在用餐之前消毒，趁沒有涼之前把碗筷拿出來使用，是最安全的。

對沒有消毒櫃的家庭來說，碗筷最要緊的安全措施是晾乾，最好能放在碗盤架上控水晾乾。很多老年人喜歡在洗碗之後再用布一個一個地擦乾，這種做法非常不可取！洗過碗的濕抹布本身就是污染源，是微生

物繁殖的良好培養基。用它們來抹洗過的碗，無異於給細菌已經很少的碗再補充大量細菌！

不銹鋼鍋、陶瓷鍋和玻璃鍋只要洗乾淨就可以了，而鐵鍋適合用乾的吸水紙來擦乾，避免殘留的水讓鍋生銹。最好能放在瓦斯爐上略微烤兩分鐘，把水分徹底烤乾。如果兩三天不用，上面最好再塗一點飽和度比較高的脂肪，比如動物油、椰子油、棕櫚油等，隔絕空氣中的氧氣。

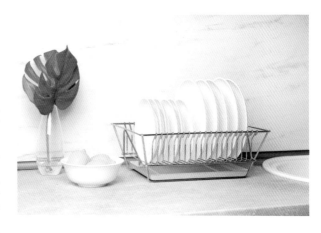

小提醒：
洗過碗之後，務必把洗手槽和洗手槽旁邊的檯面再刷乾淨。否則，洗手槽會成為微生物交叉污染的絕佳場地。如果空間允許，最好在裝修時就把廚房洗手槽分成兩個，便於保證生熟分開。別以為是自己家的廚房，就可以忽視食品安全問題和環保問題哦！

3 餐廚用品容易發黴，怎麼辦？

Secrets from the kitchen

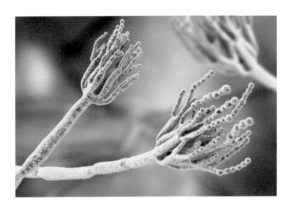

梅雨季節天天下雨，空氣潮濕，什麼都很容易發黴。餐具廚具發黴怎麼辦？扔掉真的很心疼啊！

有朋友問：發黴的餐廚用具，洗一洗還能用嗎？用什麼洗？要高溫處理嗎？還是應該直接扔了？碗發黴，鍋發黴，砧板表面也會長出綠色的黴斑，看著真彆扭。

對於廚具和餐具來說，發黴的主要食品安全風險不是黴菌本身，黴菌的菌絲並不可怕，洗洗擦擦把它去掉就可以了。但是，有些黴菌可能產生黴菌毒素。很多毒素非常厲害，甚至有致癌性。黴菌還能產生色素，使筷子、砧板之類看起來發黑發綠，影響美觀，妨礙食慾。

凡事都要從根源上想，有因才有果。微生物無處不在，充斥於空氣裡，而餐具難免會暴露於空氣中，所以「菌種」是不可能消除乾淨的，關鍵是：不給它們茂盛繁殖的條件！

發黴有哪些條件呢？

發黴的原理是黴菌旺盛生長。黴菌生長需要的條件是：有營養物質、合適的溫度、合適的濕度、合適的水活性、足夠的氧氣。如果我們能把這些條件掐斷、消除，黴菌怎麼努力想長也是徒勞。

1. **營養物質**，就是蛋白質、碳水化合物、脂肪、維生素、礦物質等。人類認為它們是必需的，黴菌也要靠它們來生長繁殖。所以，如果你不把盤子、碗和鍋具徹底洗乾淨，上面沾著一些食物殘渣，哪怕一點點，都可以變成微生物的營養來源。就算當時放在消毒櫃裡，只要一拿出來，還是會繁殖細菌和黴菌。有些黴菌特別「不挑食」，就連人類不能消化吸收的膳食纖維也不放過，所以竹子、木頭做的餐具、廚具也很容易發黴，這就只好控制其他條件了。

2. **合適的溫度**，是從冷藏溫度到攝氏四十多度之間。黴菌非常「抗凍」，在冷藏室裡也照樣頑強生長，只是比室溫長得慢點。當然，人類喜歡溫暖，黴菌也一樣。到了春夏季節，發黴的情況就會比冬天更加嚴重。

3. **合適的濕度**，就是潮濕的環境，或者餐具表面有點濕潤。黴菌是「好氧」微生物，它們需要空氣，完全泡在水裡很難大量繁殖；但是它們也怕乾燥，需要水分來說明生長，最適合有點濕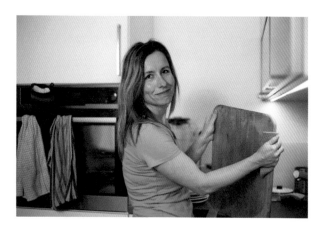乎乎的水分狀態。比如切了菜的砧板有點濕，上面還有菜汁的營養，就很符合黴菌的喜好。如果把餐具立起來，讓水分控乾，最好用熱風吹乾再放在乾燥環境中，就能減少發黴的機會。

4. **合適的水活性**，就是水分子有沒有被其他物質控制。如果加了很多鹽、很多糖、很多酒精，食物就不容易壞，微生物也不容易長。因為這些東西都能提升滲透壓，降低水活性，有抑制微生物繁殖的作用。

⑤ **足夠的氧氣**，是說有沒有泡在水裡，完全泡在水裡也會減慢黴菌繁殖。餐具之所以會經常發黴，恐怕還是您沒有洗淨晾乾的緣故。

不同的餐廚用具，如何防黴？

如果是陶瓷類或金屬類的餐具發黴，比如瓷碗、盤子、不銹鋼勺子和湯鍋等，沒什麼關係。直接把它擦洗乾淨，再煮一下殺殺菌，就可以繼續用了。這些東西本身不能給黴菌提供營養，也不吸潮，所以只需洗淨控乾就能避免再次發黴。鐵鍋發黴 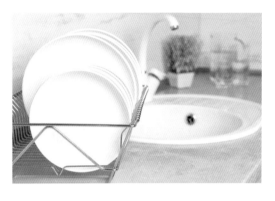 或生銹後擦洗乾淨，煮一下，然後把水倒掉，小火把鍋烤乾，表面抹點食用油，就光潔如新了。

需要考慮的是你的砧板和筷子。這些東西即便清洗了也仍然會發黴。除了把食物殘渣儘量及時清洗掉，洗得足夠乾淨，還要控乾或吹乾。

筷子頭朝上豎起來存放比較好，有利於及時風乾，不要一把緊挨著平放在盒子裡。買個消毒櫃存放更放心。砧板也豎著放，刷乾淨後及時晾乾。用塑膠砧板清洗比較簡單，竹子和木頭砧板可以刮掉表面發黏部分。

為了食品安全，家裡的砧板要多備兩個，記得葷素、生熟砧板要分開哦！當然，若空氣濕潤，砧板上又難免沾點食物殘渣和汁液，就算你吹乾過，它還會再次吸潮發黴。所以除了勤洗砧板、經常吹乾之外，還可以在表面上噴一點酒精，起到殺菌、抑菌的作用。

4 冰箱發熱、結冰還有異味，怎麼辦？

Secrets from the kitchen

　　無論是寒冷的冬天還是炎熱的夏日，很多人的冰箱一年到頭都塞得滿滿的，從來不給冰箱喘口氣的機會。

　　大批吃不完的冷凍食品，各種被忘掉的剩菜剩飯，用了一半的半成品和食材，很可能仍然被埋在冰箱的深處。而且，冰箱越大，這些被遺忘的食物就越多。不僅看著心煩，費電費錢，而且食材的營養價值會逐漸下降，甚至還會滋生各種病菌，影響食品安全！

　　所以，不妨每個月都檢查一下自家的冰箱吧！

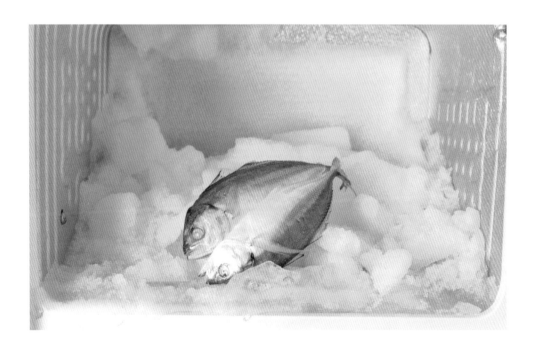

1. 檢查冷凍室。

摸摸冰箱壁有沒有異常發熱，再看看冷凍室結了多少霜，是不是已經妨礙到冰箱門的緊密程度了，有沒有造成嚴重浪費電的情況呢？冰箱裡是不是有很多陳年老貨？很多人家的冷凍室裡竟能翻出三年前買的東西！

冷凍雖然能抑制腐敗，減少化學反應，卻不能阻斷所有反應，特別是脂肪氧化反應，蛋白質也可能發生脫水、交聯。所以久凍的食物口感硬，風味差，維生素含量降低。

該扔的就扔掉，該吃的趕緊拿出來吃，及時「止損」，否則還要繼續耗電、占空間，浪費資源和金錢。

2. 檢查冷藏室。

聞聞冷藏室的味道什麼樣，是不是已經非常讓人彆扭了？再看看冰箱隔板和冰箱四壁，是不是已經夠髒了？有沒有看到乾在冰箱隔板上的菜餚湯汁和解凍魚肉時出的水，有沒有各種食物渣子和泥土髒汙？這意味著冰箱已經成了耐冷微生物的樂園。

然後檢查一下，冷藏室下部是不是有積水？冰箱後壁是不是有積冰？這些都要清理掉，否則它們會吞噬家裡的電費，還會讓冰箱的冷藏效率下降。

好了，現在開始工作吧！先從冷凍室開始。

如果你的冰箱有自動除霜功能，那麼把所有食物騰空，就可以讓這個功能發揮作用了。問題是，大部分人家的冰箱根本就沒有空的時候，或者根本沒有自動除霜功能，那又該怎麼辦呢？

請按以下步驟操作：

① 先把冷藏室的食物吃掉一半以上，或者取出來一部分，冰箱下層和零度保鮮盒都騰出足夠的空間。反正冷藏室的蔬菜水果之類在室溫下放兩三個小時也不會馬上壞掉。

② 把冷凍室中不能馬上吃掉的食物全部轉移到冷藏室的下部。大塊的冷凍食物雖然離開了冷凍室，但在冷藏室裡畢竟溫度比較低，兩小時之內還是不會解凍的，只是溫度從-18℃上升幾度而已。只要保持在冷凍狀態，再放回冷凍室，也不叫「反復冷凍」，對冰晶狀態影響較小。

③ 給冰箱斷電。記得把冷藏室關緊，不要開門，以便維持冷藏溫度。因為一下子放進很多冷凍食物，起到了冷源[2]的作用，所以完全不用擔心冷藏室的溫度上升。

④ 斷電之後，把冷凍室的門打開，先把碎冰清理掉。

⑤ 用淺盆裝入熱水，放進開門的冷凍室，用熱氣薰蒸，使積冰儘快融化。

⑥ 待冰有點軟化後，用木鏟輕敲，促其脫落（注意不要用金屬鏟，避免傷害冰箱內壁）。

⑦ 如果冷凍室深處有頑冰，還可以用吹風機來吹融。

⑧ 把冷凍室內的所有冰塊全部清理掉，然後用軟布把內壁擦乾淨。如果有油漬，可以蘸一點點洗潔精擦，也可以用一點熱鹼水。然後再用清水擦過，最後用乾布徹底擦乾。

⑨ 把冰盒和冰抽屜全部拿出來洗乾淨，也徹底擦乾。注意這些清理要高效率，爭取時間！

⑩ 把需要繼續儲藏的食物從冷藏室拿出來，食物表面用乾淨的乾布清理乾淨，水汽擦掉，然後整齊地放回冷凍室裡。注意**生熟分開**的原則，生魚生肉放下層，冷凍主食、冷凍熟食等放上層。

然後，關嚴冰箱門。冷凍室就算是清理完了。

2 向其放熱而不改變其自身溫度的熱庫。

下面要整理的就是冷藏室了，步驟是這樣的：

① 把冷藏室中的食物全部拿出來。冷藏室的隔板和抽屜，以及門上的盒子和蛋架也取下來。

② 把冷藏室的內壁擦乾淨，隔板、抽屜、保鮮盒等洗乾淨，擦乾。要想達到消毒的效果，最好用 70％的酒精再擦一遍。只不過酒精對皮膚有一定的刺激性，要戴橡膠手套來擦哦。

③ 快速清理掉冷藏室的積水，可以用布來吸乾。

④ 冰箱門的壁，以及門的邊緣密封處都擦洗乾淨。

⑤ 把隔板和抽屜、架子放回冷藏室，安裝好。

⑥ 所有冷藏室的食物分類整理，該扔的扔，該吃的吃。需要保存的放回冷藏室。

⑦ 重新插上電源，啟動。此時冰箱重新恢復了高效率製冷狀態，而冰箱裡面也看起來明亮整齊，令人愉悅。

這項清理工作最好是兩個人一起做。一個人擦洗，一個人整理食品，可以大大加快速度。為了除去冰箱裡的異味，最後一遍擦洗的時候

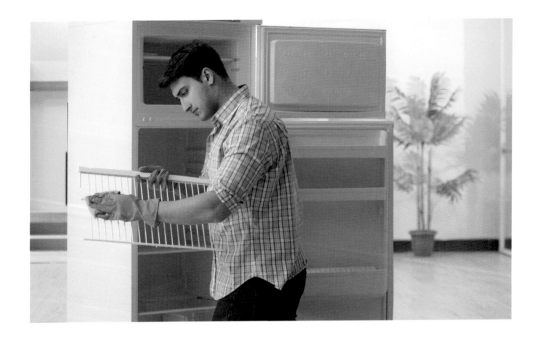

可以用加了一點酒精或醋的水，也可以用煮柳丁皮的水等。可以用紗布包些柳丁皮、柚子皮等放在冰箱裡，也可以用茶葉包來吸附味道。

冷凍室的大清理在冬天做最方便，因為這時候氣溫較低，產生的冷凝水少，而且食物放在室溫下溫度也不會過高，冷凍的食物不容易解凍。但是理論上來說，一年清理一次實在是太少了。

冰箱使用忠告：

①　冷藏室的剩飯剩菜最好用保鮮盒來儲藏，才不會交叉污染，也不會灑出湯來污染冰箱隔板影響衛生。選擇大小合適的保鮮盒，可以大大節約冰箱的體積。

②　食物一定要生熟分開存放，不可隨便混在一起。

③　飲料水果之類最好不放入冰箱，節約冰箱容積。

④　蔬菜每次只買 2～3 天的量，不要過多，讓新鮮菜變成不新鮮的菜，不僅浪費電，而且降低口感和營養價值。

⑤　現在超市購物很方便，不必一次買很多魚肉蝦之類凍在冷凍室裡，用新鮮冷鮮肉[3]的價錢吃不好吃的凍肉，很不值得。

⑥　最好每週檢查一次冰箱，查看存放的食物其中哪些已經不宜食用了，及時扔掉。還可以吃的趕緊吃掉。

⑦　最好每月一次清潔冷藏室，擦淨內壁和隔板。再用酒精消消毒就更好了，避免有發黴的死角，污染食品。

⑧　夏天濕度大，要注意經常清理冷凝水。

⑨　經常檢查冰箱是否關嚴了。如果門不嚴，會嚴重影響冰箱冷藏效果，而且超級浪費電。

居家生活，處處留心皆學問。如果能夠做到以上事項，您就是冰箱使用達人啦！

---

3 現代肉品衛生學及營養學所提倡的一種肉品後成熟工藝。經過排酸後的肉味道鮮嫩，也改變了肉的分子結構，有利於人體的吸收和消化。

5 廚房裡有哪些食安隱患？

Secrets from the kitchen

　　或許是因為有加熱殺菌的保障，多數人對廚房衛生相當漫不經心，不少家庭廚房的乾淨程度，還不及某些食品加工企業。

　　比如說，鄉下廚房四壁往往沒有瓷磚，地面、房頂並不平滑，難以打掃，灶台油垢厚，不能隔絕蚊蠅老鼠的侵害。平日吃了家裡的東西之後拉肚子，胃腸疼兩天，幾乎被人們視為平常，只要不出人命，很少把它和食品安全事故聯繫起來。

　　即便是都市居民，廚房往往也是家裡最不乾淨的地方，而且操作中有很多安全隱患。實際上，廚房應當，而且必須是家裡最乾淨的地方！

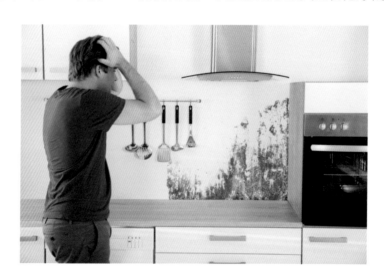

　　這裡，我們就來細細評說廚房裡那些可能縱容致病菌作亂的環節。各位讀者，請自己對照檢查一下吧！

1. 六個廚房環境隱憂

① 廚房地面能否做到每天擦淨？
② 灶台和灶台後的牆面，在每餐做飯之後都進行清理清潔嗎？
③ 清洗食材的洗手槽，每餐做飯之後都進行清理清潔嗎？
④ 每年幾次給廚房整體（包括牆壁和屋頂）做大掃除？
⑤ 擦餐桌、灶台和洗碗刷鍋的抹布，是否能分開使用和清洗？
⑥ 洗潔精、去油煙劑等非食用化學物質，是否能和食物、調味品分開存放？

2. 八種廚具清洗的隱憂

① 刀具和砧板是否在切一種食品之後馬上洗淨，再用來切另一種食品？
② 用來拌生魚、生肉、生蛋液的筷子或勺子，是否漫不經心地放在灶臺上、砧板上，或扔在放滿了碗筷的洗手槽子裡？是否煮沸消毒或徹底清洗晾乾之後，再用來接觸其他食品？
③ 每餐做完飯之後，砧板是否徹底洗淨，然後擦乾水份令其乾燥？
④ 鍋具和鏟子是否及時洗淨之後晾乾或掛起？
⑤ 洗碗時是否還在用髒乎乎使用了很久的抹布？
⑥ 每餐後是否及時洗碗，避免微生物在食物殘渣和洗碗池中繁殖？
⑦ 洗乾淨的碗裡有水卻不晾乾，而是沖洗乾淨之後再用抹布擦乾？
⑧ 各種清洗劑、防黴劑等，能否做到不同時使用，避免發生不良化學反應？

3. 八個食材處理問題

① 處理肉和蔬菜，處理生食物和熟食物，是否能分別準備砧板、刀具和洗菜盆？

② 是否固定某些盤子、碗等用來裝生魚、生肉，用過之後不再裝熟食品？

③ 打雞蛋之後，生蛋殼是否立刻扔進垃圾桶，而不是隨手放在砧板上或灶臺上？

④ 是否在浸泡、處理過魚、肉之後，只是簡單沖一下洗手槽，就把蔬菜、水果等放進去？

⑤ 蔬菜是否不洗乾淨就用水長時間泡著？

⑥ 食物是否切開後很久還不及時烹調，而是在室溫下一放就是一兩個小時甚至更久？

⑦ 是否在沒有經驗也沒有菌種的情況下，就自己勇敢地動手製作富含蛋白質的發酵食品，比如自製豆豉、納豆、臭豆腐、發酵魚之類？

⑧ 是否隨意使用可能有一定安全風險的物質來處理食材，如嫩肉粉、亞硝酸鹽、硝酸鹽、純鹼、明礬等？

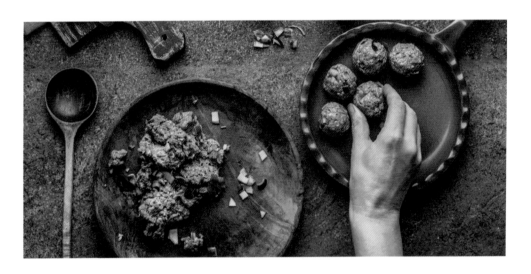

4. 四個烹調加熱風險

① 從商店外購的熟食是否能加熱殺菌之後再食用？

② 動物性食品能否做到徹底烹熟再食用？

③ 豆角、豆子、黃豆芽之類含有毒素和抗營養物質的食品，是否能徹底烹熟？

④ 在夏秋季節，蔬菜類涼菜是否能儘量用加醋、蒜蓉等方式儘量減少微生物繁殖的風險？

5. 十種個人衛生注意事項

① 進廚房之前是否脫去外衣換上圍裙？

② 開始烹調操作之前是否洗手？手上的護手霜和臉上的脂粉是否卸去？

③ 廚房用的擦手巾是否每天清洗？

④ 圍裙是否經常清洗？

⑤ 是否經常用髒圍裙或者抹布來擦乾手上的水？

⑥ 是否經常頭髮披散著進廚房，沒有紮起來，更沒有戴上帽子或用頭巾包起來？

⑦ 是否手上有傷口或瘤腫等未經處理就下廚？

⑧ 是否在流鼻涕、打噴嚏、咳嗽時不戴口罩就下廚？

⑨ 是否去廁所後不洗手、不換圍裙就繼續處理食物？

⑩ 接觸過生肉、生魚、生蛋殼的手，是否及時用洗手液洗淨，然後再接觸其他食品或者餐具？

6. 八大冰箱常犯錯誤

① 冰箱是否放得太滿？

② 冰箱各層是否有分工，熟食放在上面，生食放在下面？

③ 冰箱中的食物是否能儘量放入有蓋保鮮盒中或用無毒保鮮膜、保鮮袋覆蓋？

④ 是否知道各類食物的最佳儲藏溫度並放到合適的區域？

⑤ 冰箱中的食物是否經常檢查，避免過期和黴變？

6 冰箱是否每個月清洗一次？

7 食物是否能切成一次吃完的分量後分別冷凍？

8 是否能做到食物不反復解凍和冷凍？

7. 六個剩菜處理壞習慣

1 剛做好的菜，明知道吃不完，是否能提前撥出一部分放在乾淨的碗或保鮮盒中及時冷藏，其他部分當餐吃完？

2 是否在用餐結束之後馬上把剩菜剩飯放入冰箱，而不是在室溫下放到下一餐？

3 從冰箱裡取出剩食物之後，是否充分蒸煮殺菌（100℃以上 3～5 分鐘）或微波殺菌（中心溫度 70℃以上）後再食用？

4 是否能做到剩食物只加熱一次，不反復剩再反復加熱？

5 蔬菜類涼菜是否能做到一次吃完，不剩到第二天？

6 剩煲湯、燉菜等如果體積大沒法放進冰箱，是否能在餐後及時再次煮沸，然後密閉不動地放到第二天？

讓我們提高食品安全意識，不僅要挑剔市售食品的安全性，也要讓自己的家庭廚房更安全，不要因為家人不會埋怨我們，更不會向我們追究法律責任，就忽視很多食品安全的隱患。

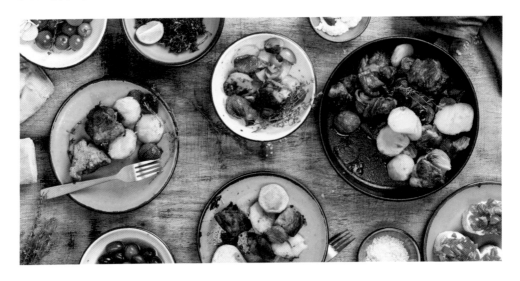

6 做備餐，
如何保證安全和營養？

Secrets from the kitchen

很多朋友都有同樣的煩惱：一個人生活，每餐吃得太少。如果每一餐都做新菜，既容易剩菜，還很費時間。做少了食物單調，做多了剩菜浪費。

其實，對於這種情況來說，完全可以採用「備餐」（mealprep）的方式來處理，也就是提前做好一批食物，特別是主食和費時費事的菜餚一次多做一點，分裝保存。然後每次取用一份，配合容易烹調的新鮮蔬菜，再配些水果堅果，就可以吃到多樣化的健康飲食了，既省時間又方便。

但是還有很多人會問：一次做菜後冷凍保存，那下一餐不就等於吃剩菜嗎？會不會有很大的營養損失？會不會帶來亞硝酸鹽之類的安全隱患？

這裡替大家詳細解答：

1. 如何準備主食

① 米飯、粥、饅頭、花卷、餅、豆沙包、奶黃包等，可以一次蒸、煮3～4頓的量，然後取 1/4 當餐吃掉。其餘部分分成一次能吃完的量，分裝在乾淨的保鮮盒裡，或者放在食品保鮮袋裡。

48 小時之內能吃完的量直接放在冷藏室裡。兩天內不吃的要放在冷凍室裡凍起來。隔水包裝，溫度恆定地將其冷凍保存，可以存放 4 週以上。

2 雜糧飯：由於雜糧飯新煮的時候好吃，放涼了比較容易變乾變硬，最好是分裝後立刻冷凍起來，不給其變乾變硬的時間。取出後再蒸熱，就比較接近於新飯的狀態了。

如果不冷凍，雜糧飯冷藏難免變乾變硬，但取出之後可以加水和燕麥片煮成雜糧粥，或者加油、蔬菜、雞蛋做成炒飯，口感也不錯。

3 餃子、包子：蒸熟、煮熟後，放在冰箱速凍格裡，速凍一夜後，硬了再取出來放在食品保鮮袋裡，然後放在冷凍室保存。

請注意，冷凍室要生熟分開，專門用上面的抽屜來冷凍各種熟食品，生魚肉之類放在下層。

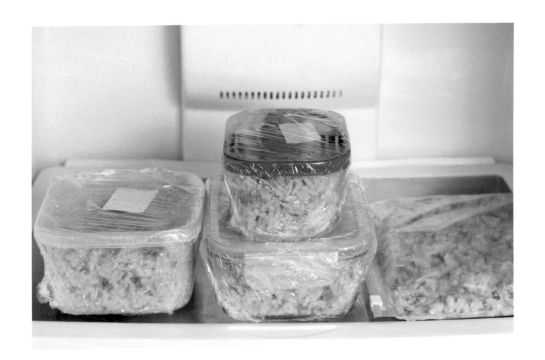

2. 如何準備魚肉類

　　魚肉類可以一次多做點，然後分裝保存，原理和上面的主食類似。48 小時之內放入冷藏室，長期存放必須冷凍。

　　比如說，做一條大魚，一次肯定吃不完，可切塊裝盒冷凍；排骨、丸子、紅燒雞、紅燒肉等，都取一部分裝盒冷凍。這樣就不必做了魚則天天吃魚，做了肉天天吃肉。可以今天取一盒凍魚，明天取一盒凍肉，輪著吃，保證營養供應的均衡。

　　其他如炒蝦仁、蒸扇貝、紅燒四喜丸子等，都可以依樣處理。

　　如果喜歡做炒肉菜，又討厭切肉，可以直接去超市購買肉絲、肉片、肉末，買回來調味上漿，用油滑一下，讓肉片、肉絲、肉末變色，然後把它們撈出來分成小份，按上面的做法，分別冷藏和冷凍。每次取一份出來，和蔬菜配合，下鍋一炒就行了，很快速。

　　從冷藏室取出食物，吃之前要再次加熱殺菌。從冷凍室取出食物要有計劃，先放在冷藏室裡一夜，讓它慢慢解凍。這樣最能保持魚肉的口感，避免肉汁流失而使肉變得柴硬。然後再蒸、煮、微波處理，短時間加熱殺菌即可。

　　需要注意的是，一旦取出解凍，就不能再凍起來。實在是一餐吃不完，可以放在冷藏室，下一餐趕緊吃完。

3. 如何準備豆類製品

　　豆製品包括素雞、素肉、豆腐乾、豆腐皮、豆腐絲、豆腐泡等，它們酸度低，蛋白質豐富，是致病菌繁殖的好材料。合格的肉類通常是外表接觸微生物，而中間部分是無菌的；豆腐在製作的全過程中都會污染

微生物，所以它最易腐敗。

對散裝豆製品來說，買到家裡之前已經滋生了大量的微生物，絕對不要直接吃，必須加熱之後才能吃，否則細菌性食物中毒的風險非常大。

豆腐買回來要立刻冷藏，放在下層或 0℃ 保鮮盒中。散裝豆腐要當天吃完，盒裝豆腐要在保質期內吃完。

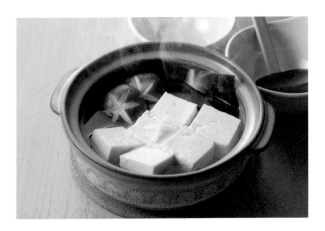

如果散裝大塊豆腐一天吃不完，不妨提前按一餐能吃完的量來分成幾塊，如果 2 天內都吃不完，那麼就不要全部冷藏了，直接把一部分冷凍起來，做成凍豆腐，用來燉湯很好吃—多孔的凍豆腐更能吸收湯裡的美味。

過去沒有冷凍設備，我們也有些土辦法來保存豆腐：

1. 低溫換水法

在冬天的時候，用冰冷刺骨的水來泡著豆腐，然後過半天換一次水，這樣就能把長出來的微生物扔掉，然後放水稀釋微生物的菌數，等達到比較多的細菌量時再換水，讓微生物的量一直達不到腐敗的程度。

2. 殺菌法

其實就和那些有品牌的盒裝豆腐原理一樣。先把當天吃不完的散裝豆腐放在加了鹽的水裡，充分煮沸。煮沸能夠殺菌，讓已經繁殖了很多的細菌歸零；鹽水則會延緩細菌的繁殖速度。這樣，煮過的豆腐在冷涼的地方又能放一天。如果還吃不完，在腐敗之前再煮一次，又能放一

天。

提前備餐的時候，可以把一大塊豆腐切成幾大片，全部蒸一下（蒸比煮營養損失更小），當餐吃一份，其他則按處理熟肉的方法分成幾份包裝好。三天之內能吃完的量可以放在冷藏室，若還要放得更久，則最好放在冷凍室裡。除了豆腐之外，其他豆製品也可以依樣處理。

腐竹、油皮等可以先用水發好，然後蒸熟，和處理肉類一樣分包冷藏，也可以吃兩三天。

4. 如何安全保存蔬菜

① 黃瓜、番茄、綠葉菜等蔬菜最好是當時烹調當時吃，並不費事。

② 鮮豌豆、嫩蠶豆可以一批多剝出一些，然後放入沸水裡燙 2 分鐘，撈出來，分幾包速凍起來。豆角也可以擇好掰成段，然後用沸水燙過，分包速凍起來。燙過的冷凍蔬菜可以在-18℃下存放 1 個月以上。

③ 南瓜、茄子、馬鈴薯、番薯、山藥、芋頭、甜玉米、荸薺等，可以一次多蒸一些，然後分包放在冷藏室裡，每天熱一熱，吃兩塊。蒸一次可以冷藏 2～3天慢慢吃。這樣就天天可以吃到「五穀豐登」這道菜啦。

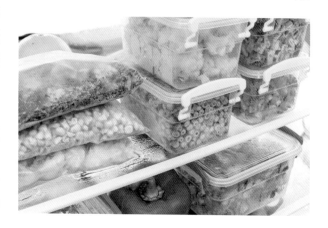

④ 木耳、香菇、銀耳之類需要水發的蔬菜，也可以一次多發一點，然後放入沸水中

焯 1 分鐘，或者放入蒸鍋裡蒸 10 分鐘，分包冷藏或冷凍保存慢慢吃，用來配菜也非常方便。這樣就經常能吃到香菜拌木耳、香菇炒油菜、銀耳雞蛋湯之類的菜餚了。

5. 湯和豆漿該怎麼保存

湯羹類可以多做一點，盛出多少，都必須當次喝完。其餘部分體積太大，冰箱不一定放得下，那就把一部分放入冰箱冷藏，其餘放不下的部分可以直接放在湯鍋裡，加熱到沸騰，然後嚴密地蓋上蓋子，不要再翻動，可以室溫保存一夜。喝之前再加熱殺菌一次即可。

豆漿也是一樣的方式。一般用豆漿機做一次豆漿可以喝 2～3 次。盛出來的豆漿室溫下存放不能超過 2 小時。喝不了的部分趁熱及時分裝，及時冷藏，可以存 24 小時。記得喝之前再加熱殺菌一次。

比如說，一個豆漿機能做 3 碗豆漿，早上當時喝一碗，用保鮮盒冷藏存兩碗。晚上餓了，從冰箱裡取出一碗，熱一下當宵夜喝。第二天早上取出最後一碗，熱一下再喝掉。晚上再做一批，同樣能喝一天半的時間。

除了新鮮蔬果漿不能這麼做之外，什麼銀耳湯啊、大棗湯啊、南瓜羹啊，只要是可加熱的液體食物，都可以採用同樣的方式來處理。

只要按照以上各項措施實施，再準備一些堅果、水果，隨時就能吃，每天吃進 18 種食材，完全沒有想像中那麼麻煩。

冷藏和冷凍食品的相關迷思

問題 1：肉類到底是應當先醃好放在冰箱裡，當餐再炒熟，還是先烹熟再冷凍起來，吃的時候解凍熱一下呢？哪個更安全、更久存呢？

答 我不太贊成先把肉類醃漬起來的想法，這樣保質期比較短，冷藏通常只有一天時間。冷凍，解凍之後味道和口感往往會改變。相比而言，直接烹調成熟之後再冷凍更為安全，保存時間長達 1 個月以上，而且口味基本上不會變化。只需要蒸一下，或者用微波爐熱一下，或者放在湯裡煮一下就好了，比醃製之後再燉再炒方便得多。

問題 2：你說蔬菜類都要先焯水之後再速凍，能不能直接將生的凍起來呢？

答 不能。你試試就知道了。蔬果類食物如果生的時候凍起來，過一兩個月拿出來，味道和顏色都會發生不良變化。比如蘑菇，凍過之後味道完全變了，鮮味沒了。綠葉菜會褐變，蔬菜的清香味道也沒有了。加工之前先熱燙滅酶，這是蔬果加工學中的基本原則之一。

　　天然食物其實都是有活性細胞的，它們所含的酶在你的冰箱裡還會繼續活動，化學反應如氧化之類還能在冷凍室裡發生。如果烹熟之後再凍起來，至少那些酶就被滅掉了，食物味道變化的可能性就比較小，而且確實吃起來更為方便。

問題 3：剛做好的食物（如豆漿），趁熱分裝後直接放入冰箱好呢？還是放置於室溫再冷藏/冷凍？

答 當然是趁熱分裝。熱的時候細菌總數是最少的，我們這時候分裝冷藏，能獲得最長的保質期。

　　把滾燙的食物放進保鮮盒，鬆鬆地蓋上蓋子，待不燙時再扣好放入冰箱就可以了。如果敞著口，先放兩三個小時，再放入冰箱，細菌就會跑進去，縮短保質期。

問題 4：塑膠盒真的可以加熱嗎？不會有害嗎？塑膠盒冷藏、冷凍後凹下去，是怎麼回事？

答 微波爐可以加熱的保鮮盒都是聚丙烯（PP）材質的，它可以耐受120℃長時間加熱。菜餚和主食趁熱分裝，即便是剛出鍋，熱度也不會超過100℃，所以完全無須擔心。

　　冷藏取出時保鮮盒蓋子會凹下，是因為氣體熱脹冷縮之故。千萬不要硬開把扣子掰壞。只要放入微波爐裡加熱一兩分鐘，或用勺子輕輕撬一下接縫處，令內外氣壓平衡，就能輕鬆開蓋了。這和擰開玻璃罐頭的原理差不多。

問題 5：冷凍的菜餚，放在塑膠盒子裡蓋著蓋子放入微波爐加熱解凍，不會炸裂嗎？

答 不需要有這樣的擔心哦。首先，放入微波爐的時候，密封保鮮盒周圍的四個塑膠扣是要鬆開的。

　　其次，微波加熱只是為了開盒子，中火一兩分鐘就夠了，這個溫度根本不足以讓裡面冰涼的食物沸騰，沒有沸騰就沒有大量蒸汽，沒有大量蒸汽怎麼會炸開呢？加熱只是讓裡面被低溫收縮的空氣重新膨脹到室溫水準，這樣盒子就不會向下凹，負壓消失，於是就能輕鬆打開了。

　　當然，如果把盒子扣得嚴嚴的，又長時間高火加熱七八分鐘，因為長時間沸騰，氣體膨脹不能逸出，的確可能會讓盒子變形。不過這就不是解凍，而是燉煮啦，再說打開扣子一點都不麻煩嘛！

7 上班族如何安全帶便當？

Secrets from the kitchen

　　為了營養和安全，也為了吃得順口一些，很多朋友都喜歡自己攜帶便當到公司當午飯吃。天氣熱時，食品就容易腐敗。大城市上班路上常常要走 1 小時以上，路上沒有冷藏條件，微生物的繁殖會很快。天氣冷的時候，這種做法還是比較好操作的，可是，辦公室溫度比較高，一年四季總在 20℃以上，也未必有冰箱可以放啊！

　　還有很多朋友擔心，如果溫度不能控制好，細菌生長快了，蔬菜中產生的亞硝酸鹽也會增加，損失營養成分。那麼帶便當的事情該怎麼辦呢？

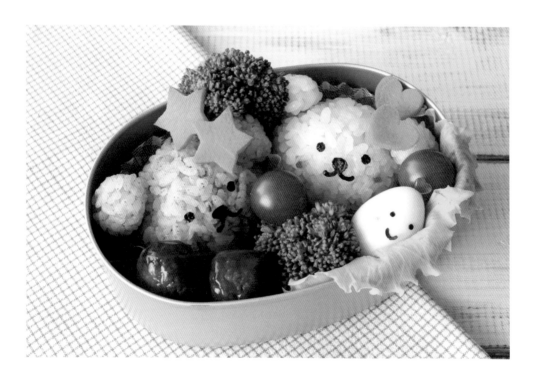

如何對抗微生物？

說到這裡，大家就能明白，歸根到底，是要和微生物做鬥爭。微生物這種東西無孔不入，只要食物中有營養素存在，它們就不會放過；只要溫度適宜，它們就會瘋狂繁殖，給食品安全帶來巨大隱患。人們之所以要發明冰箱，就是為了降低食物的儲藏溫度，從而降低微生物的繁殖速度。要讓便當安全，就要在沒有冰箱的條件下，想出制約微生物繁殖的辦法來。

微生物怕什麼呢？古人已經給我們想了好多主意。比如說，它們怕高滲條件。所以，多加鹽、多加糖，泡在蜂蜜裡，都能抑制腐敗。又比如說，微生物怕乾，把食品中的水分除掉就安全了。微生物害怕大量酒精，所以用酒泡也行。微生物也害怕過酸的環境，所以用醋泡也不容易壞。

可是，說來說去，這些條件好像都不太便於用在便當中。太鹹、太甜、太多酒精都不健康，太乾又不好吃。這時候還有一條路，就是殺菌隔菌的方法，也就是罐頭能夠長期保存的原理：把裡面的細菌都殺死，同時包裝封嚴，讓外面的細菌進不去，那麼裡面的食物就能暫時安全了。

怎麼運用在便當上？

這個原理，也一樣可以用在帶便當這件事情上，只是需要兩三個能耐熱又能密封的飯盒，大小要合適，讓食物盛裝到 2/3 或 3/4 的滿度為最好。

順序是這樣的：先把洗淨的飯盒裡外用沸水燙一遍，儘量殺死細菌；再把剛出鍋的大米飯裝進去，然後馬上把飯盒封嚴，溫度降到不燙手的程度，再立刻放到冰箱裡。

取出來的時候，你會發現塑膠飯盒的蓋子凹下去了，其他密閉飯盒

或玻璃罐的蓋子很難打開，因為盒內的空氣受冷收縮，造成負壓，外面的細菌想進去都很難。帶著這樣的飯去單位，放半天是很安全的。如果發現蓋子鼓起來，那可就要小心了！很可能是細菌活動的結果。

當然，熱菜也可以依樣處理。專門用一個盒子或瓶子，用沸水燙過，把剛出鍋的熱菜裝進去，然後蓋嚴，稍微涼一點後立刻放入冰箱中即可。如果要裝兩個菜也不難，把它們同時加熱，然後一起放在盒子裡就好了。

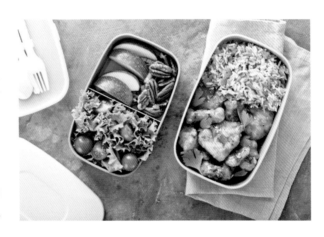

另外取一個飯盒，專門用來儲藏生食品，比如生番茄、生黃瓜、生菜等，最好不要切碎。也可以放一些新鮮的水果。

既然是自己帶便當，那就要在營養平衡上下功夫。除了水果和蔬菜沙拉，還可以帶些蒸番薯、蒸山藥、蒸芋頭、蒸馬鈴薯、蒸玉米等，替代部分米飯、饅頭；可以在米飯中煮進去紅豆、燕麥、小米、糙米等雜糧食材，努力提高主食的營養品質。

然後，還可以給自己帶一些優酪乳、盒裝牛奶，也可以帶一些粉糊類的雜糧，或者速食燕麥片，自己用熱水沖成雜糧粥（糊）喝，胃裡很舒服，比喝那些既高鹽分又沒營養的速沖湯好多了。

除此之外，帶便當用的菜在烹調上還有幾個小技巧：

① 多做一些酸味的菜，因為酸多一些，細菌繁殖的速度就會慢一些。

② 選材時要選適合多次加熱的菜，比如馬鈴薯、胡蘿蔔、豆角、茄子、番茄、冬瓜、南瓜、蘿蔔、蘑菇、海帶、木耳等。如果用青椒，反復加熱之後就很難吃。如果用菠菜，過軟了就口感不佳，顏色也會變成暗暗的橄欖綠色。

如果想補充綠葉蔬菜，又不怕顏色變褐，可以把它提前用沸水焯一下。這樣就能去掉 70%以上的硝酸鹽和亞硝酸鹽。既然硝酸鹽已經很少，也就不會在冰箱儲藏過程中變成亞硝酸鹽了，帶在飯盒裡，重新加熱一下，是安全的。

如果不喜歡那種發暗的顏色，就在中午帶其他顏色的蔬菜，比如番茄、茄子、胡蘿蔔、南瓜、冬瓜、蘑菇、海帶等，到回家吃晚餐時再多多補充綠葉蔬菜，也沒問題。

③ 少做生的涼拌菜，避免亞硝酸鹽和細菌的麻煩。生的涼拌菜，比如拌白菜絲、拌蘿蔔絲等，頭一天拌好之後，沒有經過加熱殺菌，也沒有除去其中的硝酸鹽，第二天上午在室溫下久放，會因為細菌的繁殖而增加亞硝酸鹽含量，不是非常令人放心。

如果一定要做生的涼拌菜，可以考慮多加醋、薑汁和大蒜泥，起到抑制細菌的作用，安全性就能大大提高。也可以直接放洗淨的生蔬菜，然後帶一些炸醬、甜麵醬、黃豆醬之類，直接蘸著吃，清爽可口，又比較安全。

這樣，帶著三個盒子去公司，有米飯，有熱菜，還有生蔬菜或水果，基本上就能滿足營養需要了。如果單位有冰箱可以存放，那真是太好了，只有路上那點時間，細菌繁殖危險會小得多，食物品種和烹調方法就不需要那麼嚴格啦！

8 減少油煙危害的 10 個建議。

Secrets from the kitchen

　　一位網友問：我媽媽聽説超市賣的油不健康，土法榨的才好。她就買老家的人按土法榨的菜籽油，是那種渾濁的油，和超市裡澄清透明的油不一樣。可是，用它做菜之後，廚房裡的油煙味道比以前大了。這東西真的更健康嗎？

　　另一位網友告訴我：我媽媽老説，豬油做菜比植物油好多了，不僅好吃，而且清潔。植物油會使得鍋灶和抽油煙機都黏糊糊的，豬油就不會，證明用豬油烹調更好⋯⋯

　　還有網友告訴我：我懷孕了，一聞到油煙就噁心，堅決不進廚房！

　　其實，這些看似很不相同的問題，大致説明同一件事情：用植物油炒菜會帶來油煙，每個人都可能受到油煙之害。而油煙問題的嚴重程度，又和油脂的品種以及具體的烹調方法有關。

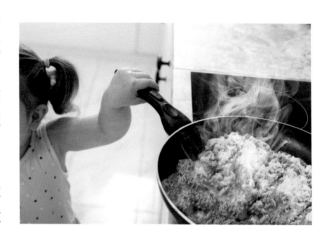

　　我們習慣吃的美味炒菜，往往和油煙籠罩油膩汙濁的後廚聯繫在一起，和臉上、頭髮甚至全身沾滿油煙味的下廚人聯繫在一起。

　　其實，油煙不僅僅意味著損害皮膚，污染環

境，它還有很大的健康危害。孕婦之所以非常討厭油煙，正是因為懷孕早期的胚胎對有害物質特別敏感，準媽媽此時嗅覺靈敏度明顯上升，就是本能地試圖遠離油煙之類的有害物質，避免它們危害到胎兒。即便不是孕婦，普通人也不喜歡油煙濃烈的味道，因為身體知道它們有害。

油煙會促癌？

在中國，肺癌在男性中是第一位高發的癌症，在女性中是第二位高發的癌症。耐人尋味的是，15%的男性肺癌患者和53%的女性肺癌患者並不抽菸－但是他們通常會經常炒菜。研究早已發現，烹調油煙是肺癌的一個重要致病因素，特別是在不抽菸的女性中，這個因素不可忽視。

美國研究者對29項以人群為基礎的調查或與環境關係的研究進行了梳理（LeeT，2013）。在22項病例對照流行病學研究中，有18項研究都發現油煙暴露與肺癌風險之間有相關性。另有4項研究發現了廚房中致癌空氣污染物與健康之間的理論證據。兩項研究發現，在男性餐館工作者尿樣當中1-hydroxypyrene（1-OHP，1-羥基芘，多環芳烴類致癌物在體內代謝產物的指標）的量與DNA損害指標之間相關。

一項英國的回顧性研究也發現，有廚師的職業歷史會帶來肺癌風險的增加。換句話說，儘管還沒有長期的定群跟蹤調查，但目前已經有不少研究提示，經常接觸油煙會增加肺癌的風險。

此外，長期從事中式烹調的女性，呼吸系統疾病患病率增加，肺通氣能力下降。這些觀點已經得到各國研究者的普遍認同。

很多人聽到這裡會馬上提問：哪些油在高溫加熱之後所產生的致癌物最多呢？什麼樣的油最容易冒油煙？

最近英國每日電訊報報導的一項科學新聞說到，英國德蒙特福特大學的化學分析專家發現，玉米油、葵花籽油等富含多不飽和脂肪酸的油脂，在烹調時所產生的醛類致癌物最多。用它們來烹調一份普通的「炸

魚和薯條」速食，致癌醛類化合物的含量比世界衛生組織的相關健康標準高出 100～200 倍。相比之下，如果改用橄欖油、豬油、黃油或椰子油，產生的有害物質就會大大減少。

油脂產生致癌物！

其實早有研究證實，大豆油、葵花籽油和豬油所產生的烹調油煙中都含有醛類致癌物 t-t-2，4-DDE、t-t-2-NDE、t-2-DCA 和 t-2-UDA。在三種烹調油中，以大豆油所產生的 t-t-2，4-DDE 最多，比葵花籽油高 85％；豬油略多於葵花籽油。這些物質對人類肺表皮細胞具有遺傳毒性和細胞毒性，而且顯著降低各種抗氧化酶類的活性，增加活性氧的產生（DungCH，2006）。

這些研究說明，日常廣告中經常標榜的「多不飽和脂肪酸」，實際上對熱不穩定，更容易在高溫加熱時產生有毒致癌物質。同時它們也容易發生熱氧化聚合反應，生成「黏糊糊」的物質，讓抽油煙機變得難以清理，讓廚房蒙上一層擦不掉的污垢。相比而言，豬油熱溫度性好些，

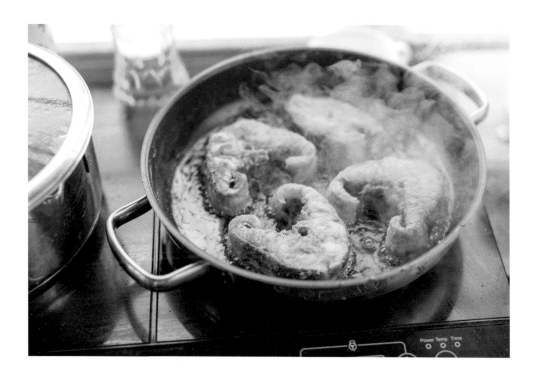

產生的氧化聚合物就少一些，所以灶具「不那麼黏」。

因此，選擇不太容易被氧化、熱穩定性略好、煙點較高的油脂是十分重要的。和澄清透明的油相比，土榨的粗油雜質多，同樣溫度下，產生的油煙也多得多。經過一次烹調的剩油，油炸後的餘油都比新鮮澄清的油更容易冒油煙。經常用它們炒菜是極不明智的，不要以為用「自家」「傳統」方法榨的油炒菜就更健康！

一定有人會說：祖輩都是這麼吃粗油過來的，怎麼沒有得肺癌？古代平均壽命短，等不到患上癌症；古代直到 30 年前人均用油很少，根本不可能天天用很多油炒菜；古代沒有現在這麼嚴重的環境污染；古代沒有每天魚肉油炸，蛋白質脂肪太少，癌細胞也不容易瘋長……所以還是別抬杠了，沒意義。

一項研究調查了軍隊中的 61 名炊事兵，發現在烹調油煙中暴露 5 天後，他們尿液中的多環芳烴類代謝物標誌物 1-羥基芘（1-OHP）、DNA 受損標誌物 8-羥基去氧鳥嘌呤（8-OHdG）和氧化應激反應標誌物異前列腺素 isoprostane（Isop）的含量顯著上升，而且高於不接觸烹調油煙的士兵。

此外，其血液中的多環芳烴類代謝物、氧化應激代謝物和 DNA 受損標記物的對數濃度之間具有顯著相關性（LaiCH，2013）。簡單說，就是在好幾天待在有大量油煙的環境中之後，炊事兵血液中的致癌物增加了，遺傳物質受損害的程度上升了，促進衰老的物質也增加了。

這些研究暗示，如果能夠減少炒菜的頻率，提升蒸煮、涼拌、焯燙等烹調方式的比例，降低爆炒菜的比例，烹調者就可以減少受害程度。

研究還發現，室內通風狀態和肺癌危險有關。不僅香煙煙霧是 PM2.5 的來源，油煙也是一樣。一根香煙就能讓屋裡的可吸入顆粒物濃度大大超標，而炒菜鍋旁邊的油煙也可以讓 PM2.5 數值輕鬆升高到 200

多。人們從室內吸入的有害物質越多，身體受到損害的程度也就越大，所以，及時和有效的通風，對減少油煙污染非常重要（JinZY，2014）。

當然，同樣一種空氣污染狀況，也不是每個下廚人都會患上肺癌。大量研究發現，肺癌的易感性有一定的基因基礎（YinZ，2015）。對於存在易感基因的人來說，如果存在空氣污染狀況，就可能會雪上加霜，更強烈地增加肺癌的風險。既然我們不能確定自己擁有超強抗污染基因，還是主動遠離油煙污染比較明智一些。

綜上所述，要預防油煙危害，遠離致癌危險，可以採用以下幾項措施：

① 不要用粗油、毛油[4]，也不要反復用以前炒菜剩下的剩油。因為沒有精煉過的油和剩油含雜質多，煙點低，炒菜時會放出更多的油煙。

② 炒菜時，減少大豆油、玉米油、葵花籽油等多不飽和脂肪酸的比例，優先選用熱穩定性較好的油，如精煉茶籽油、精煉橄欖油、芥花油等以單不飽和脂肪酸為主的品種就略好些。如果確實需要高溫爆炒和煎炸，建議選擇棕櫚油和椰子油等飽和度高、對熱更為穩定的油脂。

③ 降低煎炸、爆炒、紅燒、乾鍋等油脂需要高溫加熱的菜餚比例，提升蒸、煮、燉、焯、涼拌等方式的比例。比如一個豉汁蒸魚，一個油煮蝦米花椰菜，一個涼拌木耳黃瓜，一個洋蔥胡蘿蔔炒肉絲。這樣的菜餚也很豐盛，營養很均衡，但就比 4 個炒菜的油煙少多了。

④ 降低炒菜的油溫。鑑於現在純淨油脂的煙點都高達 190℃以上，沒有明顯冒煙時就能達到正常炒菜的溫度。只要看到有點若有若無的

4 指從動物或植物油料中製取、沒經過精煉加工的初級油。

煙，就馬上把菜放進去，溫度正好合適。

有關如何判斷油煙，用一片蔥皮或蒜片就能測試出來：周圍冒很多泡，但不會馬上變色。我們應杜絕鍋裡過火的烹調方法，不僅產生油煙，還會讓食材直接受到高溫而產生更多的致癌物。

⑤ 買一個鍋體較厚、熱容量較大的少油煙鍋。由於鍋體熱容量大，燒熱需要時間，不至於還沒來得及放入菜餚，就已經鍋中濃煙滾滾。換用這種鍋需要適應幾次，開頭可能掌握不好放菜的時間。但一旦適應之後，就會享受到少油煙的幸福感，而且菜也更加清爽好吃。

⑥ 買一個吸力強的抽油煙機，注意安裝時距離灶台的高度合理，不要太遠，保證吸力足夠強，距離灶台一公尺遠聞不到炒菜的味道。

⑦ 在還沒有開瓦斯爐的時候就打開抽油煙機，等到炒菜結束之後再繼續抽 5 分鐘，保證沒有充分燃燒的廢氣和油煙都充分被吸走。同時，打開附近的窗子，使新鮮空氣流入。

⑧ 做炒菜和油炸菜時使用帽子和長袖罩衣，之後及時換掉罩衣，定時清洗。出廚房之後清洗手和臉。

⑨ 用氣炸鍋烤含脂肪食物（如烤魚、烤雞翅、烤排骨等）的時候，注意要把氣炸鍋放在抽油煙機旁邊。因為用高溫熱風來「乾炸」含脂肪食物時也會產生一定量的煙氣，其中難免含有脂肪受熱產生的有害物質。

⑩ 目前各國關於 PM2.5 對妊娠母子危害的研究很多，建議孕婦、哺乳母親最好不烹調冒油煙的食物，並遠離油煙滾滾的廚房。油炸食品也要少吃，按國外研究結果，多吃油炸食物可能增加孩子未來患上哮喘、過敏等疾病的風險。

9 有關油煙的 7 個問答。

Secrets from the kitchen

問題 1：做飯時戴口罩有用嗎？如果有用，是否必須戴那種防 PM2.5 的？

答 炒菜油煙確實是可吸入顆粒物的來源。有電視節目測定過，能達到 200 多的 PM2.5 數值，而且不比外面污染的空氣好—是直接攜帶致癌物的微粒，沉積在肺泡裡就出不來，致癌物天天黏在上面……個人沒有做相關研究，不敢確認口罩能不能解決油煙污染問題。

個人意見是：戴口罩比不戴好，哪怕能截留一半油煙微粒也是好的。只是，需要考慮口罩的類型。日常我們用的 N95 之類的口罩不能用於防油煙，因為它只能防住非油性物質。理論上說，要專門購買防油污類型的口罩才行。當然，用個高效的抽油煙機，換用無油煙鍋，改成不產生油煙的烹調方法，會比僅僅戴口罩更好。

問題 2：買個很強力的抽油煙機對減輕油煙污染真的有用嗎？

答 用個好的抽油煙機，再把附近的窗戶打開一個，情況會好很多。有研究證明廚房室內通風程度與油煙危害之間是負相關。抽油煙機的安裝位置也很重要，距離太遠效果就會變差。此外，抽油煙機也宜經常清理。當然，少做冒油煙的烹調是最好的。即便排到室外去，也是大氣環境污染的因素。一個上千萬人口的城市，每家出點油煙，就是一個驚人的數量。雖然據說只占污染物的 10% 左右，但少一點算一點。減少霧霾污染也要從家庭廚房做起！

問題 3：我家抽油煙機還不錯，就是管道不知為什麼總會聞到別人家做菜的味道，是不是也會受到油煙危害？

答　是的。高層樓房共用煙道容易出現這種情況。別人家做菜的時候，你也要開抽油煙機。使用抽油煙機的要點是這樣的：灶台點火之前就開抽油煙機，打火時由於不完全燃燒就會產生有害物質。炒菜結束之後再繼續抽幾分鐘，把餘下的油煙抽乾淨。如果是住共用煙道的高層樓房，午餐、晚餐做飯時間，最好一直開著抽油煙機，避免別人家的油煙進入你家廚房。

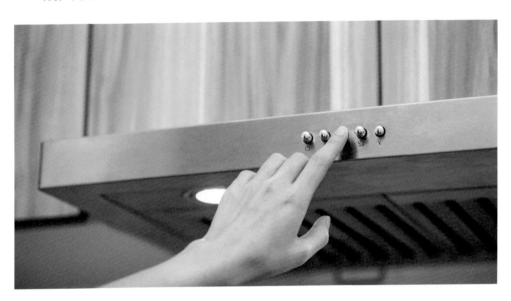

問題 4：我發現，在國外做飯的時候我用橄欖油和不沾鍋，油煙一般不是很大，不開排風扇也幾乎不可見，可是在國內的家裡，媽媽每次做飯都有很大油煙，用的是普通鐵鍋，一直不清楚，到底是什麼原因導致這種油煙數量的差異？

答　因為烹調習慣不同，鍋也不一樣。用不沾鍋或者厚底無油煙鍋，加上用較低的油溫，就不會有那麼大的油煙。不沾鍋只能開中小火烹調，大火燒容易燒壞、熏黑、掉塗層；厚底鍋升溫較慢，達到煙點的時間也長，來得及在冒油煙之前從容放入食材。其實過高的油溫

不僅僅產生油煙，還會破壞菜裡的維生素，完全不值得。

此外，有些家庭用的油也不一樣。所謂的「自榨油」看似放心，其實沒有經過精煉處理，雜質比較多，煙點比較低，做菜的時候油煙特別大。精煉油的煙點通常在 190℃以上，甚至超過 200℃，不冒煙時放菜就足以達到烹調效果；粗油的煙點可低到 120～130℃，不冒油煙做菜溫度太低，確實不好吃，達到 180℃的烹調溫度就難免冒油煙，這對下廚人的健康是很不利的。

問題 5：每次做完飯都覺得手和臉一股油煙味，太難受了，如果及時清潔會不會好些？

答 是這樣的，油煙微粒黏在皮膚上，肯定是不利於皮膚健康的。研究發現，油煙被吸入身體後，會增加血液中的氧化衰老物質，降低抗氧化酶活性。

烹調之後接觸孩子，油煙的有害微粒對經常摸爬、咬手、啃東西的幼兒也是一個損害，就像「三手煙」帶來的微粒有害兒童健康一樣。及時清洗是非常明智的。不過，因為吸入了油煙微粒，你的肺泡裡也是這樣一股油煙味，不過是洗不掉的，一直黏在肺泡上產生危害。所以，還是儘量減少油煙產生最為明智。

問題 6：蒸煮菜沒有油煙，可是不知道怎麼做啊，感覺也不好吃，能不能推薦一些做法？

答 我教大家一道簡單的「油煮菜」，很好學的，而且做蔬菜很好吃呢。鍋裡放一小碗水，也可以同時加入肥牛片、羊肉片、蝦米、雞湯等煮出鮮味，水煮開後，放一勺香油或橄欖油，加入蔬菜翻勻，然後蓋上蓋子燜 1～2 分鐘。再開鍋時，綠葉菜就可以撈出了。青花菜等可以再煮 1～2 分鐘。

撈出來之後加鹽、雞精或湯料等調味即可，也可以按照喜好加入胡椒粉、熟芝麻、辣椒油、芥末油等。沒有油煙，做蔬菜很方便，而且質地軟硬可控，調料自由選擇。

問題 7：聽說肺癌的風險不僅和空氣污染有關，還和基因型有關係？

是的，肺癌風險與基因型有關。我不是研究這方面的專家，對此無法做詳細解釋，但看文獻提到有眾多基因與肺癌風險相關。有兩個甚至更多易感基因的人，即便不抽菸也沒有油煙環境，也會升高肺癌風險，在有害環境下風險就更大了。

不過，根據調查資料也發現，來自中國的女性移民和其他亞裔女性移民相比，儘管吸煙率低，肺癌發病率卻高，認為除了遺傳因素之外，烹飪方式的差異也可能有較大影響。血液和尿液的調查也證明油煙確實升高了體內相關有害物質的含量。我們暫時不知道自己有沒有易感基因，但除了大環境無法改變，控制油煙和二手煙等環境因素還是可以做到的。避免一個風險因素，至少能減少患癌的可能性。

10 哪些食品不用放進冰箱？

Secrets from the kitchen

　　和電視臺的編導一起進入民眾家中，打開他們的冰箱，發現內容物非常豐富。凡是食品，都有可能被放入冰箱，比如饅頭麵包、魚肉蛋奶、蔬菜水果、飲料點心、零食糖果、蜂蜜茶葉……看了幾家之後，我實在有話要說。

　　其實，並不是每一種食品都該放入冰箱。有些食品在冰箱中反而會縮短保質期；也有些食品不放在冰箱裡，已經足以長期保存。

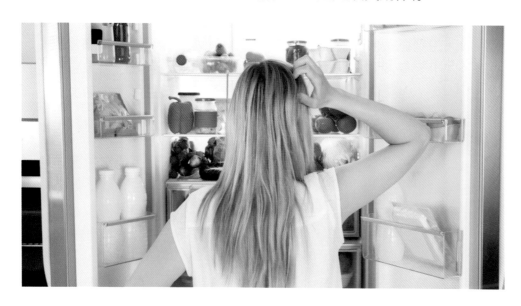

省電省空間，這些不用放冰箱！

　　具體來說，餅乾、糖果、蜂蜜、鹹菜、黃醬、果脯、粉狀食品、乾製食品等，都是無須放入冰箱的。它們或者是水分含量極低，微生物無

法繁殖；或者是糖和鹽濃度過高，滲透壓很大，自由水分很少，微生物也無法繁殖。既然如此，放在冰箱裡有什麼意義呢？豈不是白白浪浪費電，佔據空間嗎？

比如說，蜂蜜放入冰箱，會促使它結晶析出葡萄糖。這個變化並不影響蜂蜜的安全性，也不影響它的營養價值，只是會影響口感的均勻程度。一些家庭看到蜂蜜發生沉澱，就以為蜂蜜已經敗壞，甚至把一瓶蜂蜜整個扔掉。浪費電又浪費食物，實在讓人大呼可惜！

又比如說，茶葉、奶粉、咖啡之類的乾製品放入冰箱，如果密封不嚴，反而會使冰箱中的味道和潮氣進入食品當中，既影響風味，又容易生黴。

巧克力放入冷藏室，短期還是無妨的，但時間長了之後，容易發生脂肪結晶的晶型變化，雖然不會變質，口感卻會逐漸變得粗糙，表面長

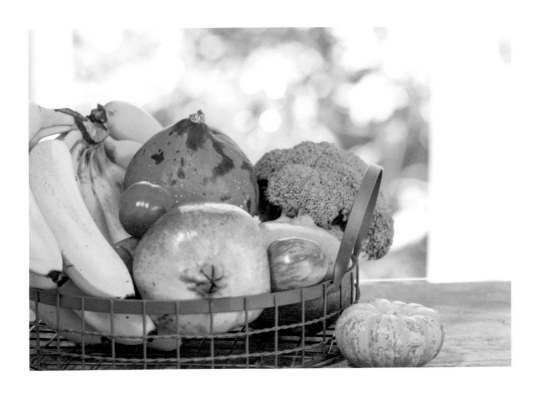

霜，不再細膩均勻。放在冷凍室當中則更為糟糕。實際上，巧克力適合放在十幾到二十幾度的室溫下。

還有一些水果不能放入冰箱，比如芒果、香蕉等熱帶水果，適合在12℃左右保存，通常放在室溫陰涼處即可。如果放入冰箱，反而會讓它們受到冷害，提前變質。

饅頭、花卷、麵包等澱粉類食品如果一兩餐吃不完，放在室溫下即可。直接放在冷藏室裡，反而會加快這些食品變乾變硬的速度，因為4℃正是澱粉食物老化回生的最適宜溫度。如果要儲藏 3 天以上，最好把它們分裝成一次能吃完的小包，嚴密包好後放入冷凍室，可以存放 1個月以上。吃的時候取出來微波解凍 1～2 分鐘即可，口感新鮮如初。

也有一些食品可以暫時放入冰箱，比如各種飲料、啤酒等。但它們實際上並非必須用冰箱保存，放入冰箱只是為了降低溫度，喝的時候口感更為涼爽。不妨平日儲藏在室溫下，飲用前幾小時再放入冰箱。如此可以節約不少電力和空間。

總的來說，買來食品的時候，一定要認真看一下包裝上所要求的「保質條件」，也就是說，要想達到說明上的儲藏期，應當放在什麼溫度下儲藏。如果買的時候是從室溫下取的貨品，而包裝上也沒有寫明需要儲藏在低溫下，那麼就沒有必要一直放在冰箱裡。

11 哪些食品必須放進冰箱？

Secrets from the kitchen

　　上一篇說明了什麼食品不需要放入冰箱，那麼哪些食品又必須放進冰箱呢？要說清楚什麼東西需要放在冰箱裡，首先要從冰箱的作用說起。

　　冰箱能夠讓食品的保藏時間延長，歸根究底就是一個「冷」字。按照化學的基本原則，如果溫度降低，化學反應速率就會減慢。比如說，維生素的降解、脂肪的氧化、風味物質的分解等，都會在低溫下進行得比較慢，那麼就有利於保存食品的品質。

　　同樣，微生物的生長也會因為寒冷而受到抑制。一般來說，大部分細菌喜歡從室溫到體溫之間的溫度，在 4℃時，大部分細菌生長速度受到抑制，所以食品就不像在室溫下那樣容易腐敗。不過，細菌在冷藏室裡並不會死掉，只是繁殖得慢些而已。這時候仍然有一些耐寒的細菌能夠緩慢生長，而且黴菌在冷藏室的溫度下也能活動，所以放在冰箱裡仍然會看到饅頭、麵包發黴。同時，這也是為什麼放在冰箱裡，吃之前仍然需要充分加熱的原因。

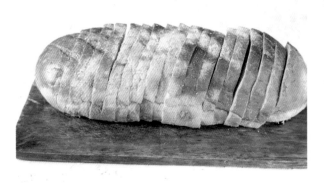

這些務必放冰箱！

有些東西必須放入冰箱，哪怕不考慮腐敗的問題。除了剩飯剩菜和生魚生肉之外，還有大部分蔬菜，特別是綠葉蔬菜；還比如優酪乳和消毒牛奶，以及各種熟肉製品和豆製品。

蔬菜在室溫下存放時，其中的營養成分會逐漸損失，而且亞硝酸鹽快速增加（可惜超市通常都把蔬菜放在室溫下銷售），購買後應當立刻用保鮮膜或塑膠袋包好，分包放在冷藏室內。有些人先用報紙包上再放入塑膠袋，保濕效果更好些。

優酪乳在室溫下存放，其中的乳酸菌會很快死亡（遺憾啊！很多超市都把優酪乳產品放在室溫下賣，特別是打折銷售的那些），失去部分保健價值，而且容易讓口感過酸。

消毒奶（巴氏奶）在室溫下存放會很快細菌超標，在冰箱中存放也要在 48 小時之內喝完，開封之後更是以幾小時內飲完為好。

熟肉製品當中可能滋生細菌，甚至是多種危險的致病菌；豆製品比肉製品更加容易發生微生物大量繁殖的情況，它們最好能放在冰箱深處靠內壁的地方，或者放入保鮮盒中。

有些食品本來是不需要放在冰櫃裡賣的，比如說各種罐頭、鋁箔包裝的熟食、番茄醬、利樂包盒裝牛奶、純果汁、飲料等。它們是經過殺菌或滅菌的產品，而且殺菌的同時又是完全密封的，沒有細菌可以鑽進去，也沒有氧氣可以跑進去，故而可以在室溫下保存。

然而，如果你打開包裝，事情就完全不同了。一旦打開，細菌重新有了進入的路徑，氧氣也會毫不客氣地長驅直入。如果你沒有及時吃完，那麼剩下的部分一定要放入冰箱。當然，最好你打開之後倒出來一部分食用，餘下的蓋上蓋子或者用夾子夾好，立刻放入冰箱中。

另外一些東西，如果短時間內吃完，並不需要放入冰箱；但如果希望長期保存，也需要放入冰箱。

比如蝦仁等海鮮乾品，非常容易在室溫下吸潮而品質劣變（有些產品原本水分含量就不達標），不僅因為蛋白質的分解而產生刺鼻的氨味，而且會產生致癌的亞硝胺。

又比如各種醬類調味品，它們在室溫下雖然能夠臨時存放，但是卻會緩慢地發生脂肪氧化和風味變化的問題。如果的確在兩個星期內都吃不完，還是放在冰箱裡比較放心。沙拉醬和番茄沙司等不太鹹的調味醬，開封之後是必須放在冰箱裡的。

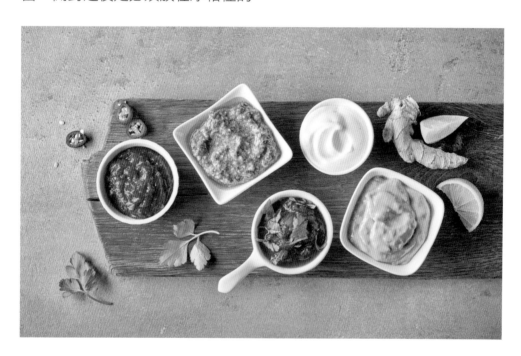

低溫有利食品存放。

理論上來說，如果不談安全性，也不考慮節約資源的問題，僅僅就產品的品質而言，絕大多數食品其實在低溫下長期存放都有更好的保存效果。比如說，茶葉密封之後在冰箱中保存能夠減少香氣的損失，密封

後放在冷凍庫裡一兩年後仍然能保持新鮮風味。又比如說，家裡的油脂、花生醬、芝麻醬開封後放在冰箱裡，能存放更久的時間而不氧化。哪怕是咖哩粉、五香粉之類的香辛料，放幾個月之後，低溫下也會比室溫下品質更好一些，只是包裝必須密封，因為它們極易吸潮變質。

有研究證明，對於保質期為 2 年的肉罐頭來說，放在冰箱裡存 1 年之後，維生素 B 群的損失也比在室溫下保存時要少。

多數產品在 0～1℃下保存比 4～6℃效果更好，比如大部分蔬菜和北方的水果。但考慮到能量耗損問題，通常只有冷藏肉類放在－1～1℃之間。

購買食品的時候，一定要看清楚，保質期條件是什麼。如果一種產品在 4～6℃下能保質 7 天，絕不意味著在室溫下也能放 7 天。有些產品在 4～6℃下保存快要過期還吃不完，就可以考慮轉移到冷凍室裡保存。

比如說，盒裝豆腐易腐，如果快到保質期了，自己卻要出差，沒法按時吃完，就不如把它打開，切成丁或片，然後套上保鮮袋紮緊，放入冷凍室中。等回家之後，再享用凍豆腐。切成小塊之後不僅容易速凍，解凍也比一大塊豆腐方便許多。

問題是，我們要不要因為有了冰箱就肆意地延長食品的儲藏時間？市場上每天都有新鮮而豐富的食物，我們有必要花費大量電力把食物保存幾個月甚至幾年，再吃那些已經變得不新鮮的食物嗎？儘量吃新鮮的食物，不要一次買太多的食物長期存放，無論對於健康，還是對於環境，都是最佳的選擇。

12 你家的炒菜油過期了嗎？

Secrets from the kitchen

在超市購買烹調油，很少有人買小瓶裝，都喜歡買那種 5kg 裝的大桶，覺得價錢更划算。每到過年過節的時候，很多單位更是會發放作為慰問品，一發就是兩大桶。對於有些不常做菜的家庭來說，一桶油打開之後放三四個月的事情經常有。即便是經常做菜的家庭，一桶油往往也要一個多月才能吃完。

油真的這麼「耐放」？

很多人以為，油和牛奶、蔬菜不一樣，是一種耐儲存的食品，事實卻並非如此。油脂雖不會滋生細菌，卻非常害怕氧化。油脂氧化是一個自由基反應，不僅會降低油脂的營養價值，毀掉不飽和脂肪酸，還會因為產生大量自由基而促進人體的衰老。

人們熱衷於攝入各種抗氧化的食物和保健品，主要目的就是消除自由基，避免人體發生衰老；而長期食用不新鮮的油脂，豈不是與這個目標背道而馳？甚至會增加慢性疾病的風險。

所以，對於各種油脂，國家都有明確的標準，要求把氧化程度控制在很低的水準上。所以，對於超市銷售的油脂品質，基本上是可以放心的。

問題是，把大批的油買回去，會不會在家裡過期呢？怎樣保存油脂，才能讓它保持新鮮呢？

我曾經多次告訴大家，買油的時候，要看看出廠日期，儘量買新鮮

的油，因為油脂在存放的過程中是會緩慢氧化的。不過，只要油脂處於密閉狀態，沒有氧氣進入油桶，這種氧化速度是比較緩慢的。但是，一旦把油提回家，開了瓶蓋，失去密封，油脂和氧氣的接觸就會大大使氧化加速。

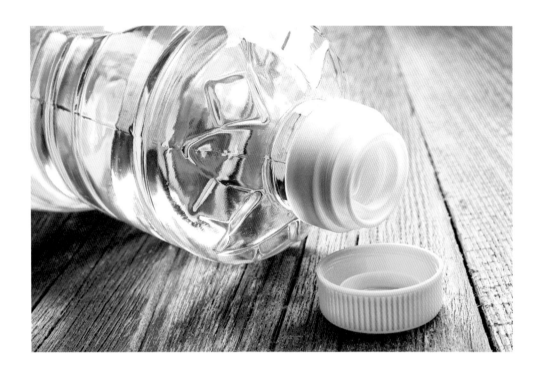

有試驗證明，如果開蓋之後不再密封，僅僅是每次用完之後擰上蓋子，並不能完全隔絕氧氣。在這種情況下，特別是夏秋氣溫較高時，儲藏 3 個月之後，富含多不飽和脂肪酸油脂的過氧化值就會超過國家標準。如果把油放在與外界空氣能夠自由接觸的油壺裡面，甚至是一些開口容器當中，那麼只需 1 週時間，過氧化值就會明顯上升。即便還沒有超過國家標準，也已經和新鮮油脂相去甚遠。

不過，這還是油脂不見陽光的情況下。油脂氧化反應非常喜歡光照，所以如果把油脂放在光照條件下，它的氧化反應速率就會上升20～30 倍，也就是說，它過期變質的速度會大大加快。事實上，很多家庭就把油壺、油桶放在廚房裡、窗臺邊，這可是非常不明智的做法。

同時，和所有化學反應一樣，油脂的氧化反應也會隨著溫度的升高而加快，也就是說，溫度越高，油能存放的時間就越短。

試驗還發現了一個有趣的現象：越是等級高的烹調油，遇到氧氣之後發生氧化的速度越快。這是因為，等級高的油脂精煉程度比較高，種子中天然存在的抗氧化成分，比如維生素 E 和各種多酚類物質，也在精煉當中被除去大半，這樣它們的氧化「抵抗力」自然就下降了。目前都市人主要吃一級烹調油，所以也是最容易氧化的油。

為了讓我們的炒菜油不會提前過期，避免產生致人衰老的自由基，只需做到以下幾點：

① 買來大桶烹調油之後，把它們倒進油壺當中，然後馬上把蓋子擰嚴實，重新收起來。千萬不要每次做菜時直接用桶來放油，這意味著每天都有大批新的氧氣進入油桶當中。

② 油壺中存油的量應當是 1 週內吃完的量。最好買那種能夠擰上蓋子的油壺，或者有蓋的油瓶，千萬不要把油放在敞開口的容器當中。

③ 無論是油桶還是油壺，都必須放在避光、陰涼的地方。千萬不要放在陽臺上、灶台邊。不要讓它們受到陽光和熱氣的影響。

④ 新油和舊油儘量不要混在一起，因為油脂的氧化是會「傳染」的。

不妨建議那些喜歡給員工發烹調油作為慰問品的單位，最好能發小包裝油的禮盒套裝，而不是一大桶低檔油。如果自己不常做菜，3 個月內不能把油吃完，最好送給親朋好友，總比浪費東西或者自己吃過期的油脂要強得多。

13 家庭保存湯湯水水的妙法。

Secrets from the kitchen

　　日常生活中常有這些煩惱：煮的雞湯、肉湯、銀耳湯太多了，一餐吃不完怎麼辦？煮的粥吃不完怎麼辦？打的豆漿喝不完怎麼辦？放冰箱裡太占地方；放室溫下很快就會變質發臭了。但是，家裡就兩三口人，每次只煮一兩碗，也太不方便了！如果一次又一次地加熱殺菌，又擔心損失營養物質，不僅麻煩，也浪費能源啊！

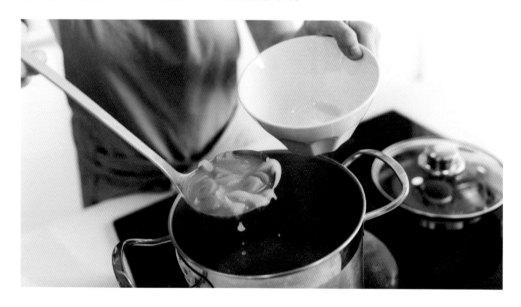

這裡就以豆漿為例，講講在家庭當中怎樣把它保存 1 週：

① 準備 2 個密閉又耐熱的瓶子，比如太空瓶，或者特別嚴實的保溫杯。每個瓶子的容量大約與一次喝的數量相當。把它們徹底洗乾淨，再晾乾。

豆漿機製作出來的豆漿，都是剛剛沸騰的滾燙豆漿。所以要想保存它，必須用耐熱的器皿。同時，要想讓殺過菌的食物長期保存，就要保證不會再有細菌和氧氣鑽進去，因此器皿蓋嚴之後必須不透氣、不透水。優質的太空瓶（務必是沒有味道的那種產品，如果有氣味說明是劣質品，受熱可能放出有毒物質）能夠擰緊，很適合用來保存湯水類食品。

② 把泡好的豆子放入豆漿機，同時燒一些沸水。在製作豆漿的程式快要完成的時候，把太空瓶等器皿用沸水燙一下，讓它裡面熱起來，同時起到殺菌作用。

③ 在製作豆漿完成之時，倒掉太空瓶中的熱水，馬上倒入滾燙的豆漿，但不要倒得太滿，留下大約相當於太空瓶容量 1/5 的空隙。

④ 把蓋子鬆鬆地蓋上，但不要擰緊，停留大約十幾秒鐘，再把蓋子擰到最緊。

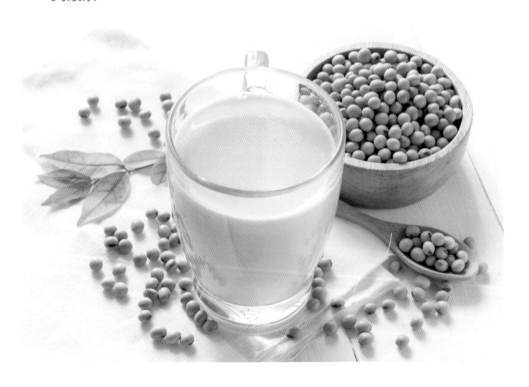

⑤ 在室溫下等待豆漿自然冷卻，冷到室溫之後，再把它放進冰箱裡。它可以在 4℃ 下保存 1 週。

⑥ 把保存的豆漿取出來，重新熱一下，就可以隨時喝啦！

這個方法的基本思路是：

① 把容器用沸水燙過，殺掉大部分細菌—包裝殺菌。
② 豆漿也煮沸，而沸騰的時候是沒有活細菌的—內容物殺菌。
③ 把沒有細菌的東西倒進殺菌的容器裡，然後密閉起來，裡面的殘存細菌繼續被餘熱殺滅，而密閉之後外面的細菌也進不去—無菌灌裝並密閉。

這樣就可以較長時間地保存食品，而不至於發生腐敗。至於儲藏時間如何，取決於你的操作細節是否規範，以及容器的密閉程度。因為家裡的操作畢竟不夠仔細，瓶子密閉程度也遠不如罐頭那麼嚴，所以不可能像罐頭那樣常溫存兩年。

在實驗室裡，利用這種方法，我曾經把紅豆湯放在密閉的試管裡，在室溫下保存了 1 年 3 個月之久。取出來的時候一點也沒有壞。當然，要比在家的時候操作嚴格多了。但即便是我介紹的這種普通家庭操作，把豆漿保存一兩個星期也不是難事！

除了豆漿之外，各種煲湯、各種粥、各種羹，凡是大量含水的食品，都可以如法炮製。如此，我們就省了很多顧慮，可以煲一次湯，煮一次粥，喝上兩三天了。

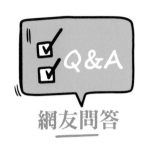

網友問答

//@ 狐之糖：洗碗我一直是戴手套用熱水+鹼面。刷鍋的話，最方便的辦法就是炒完菜立刻刷，鍋還熱著，加冷水進去，刷鍋水就是熱呼呼的，而且比放著等吃完飯再刷好刷多了。

范老師：沒錯，我也是炒完菜立刻刷鍋。千萬不能等到涼了。有時候餘熱會讓鍋底結垢，放一陣就不好刷了。

//@ 火熱太陽心：我是一個多月清理一次冰箱，家中有高度白酒，我圖省事先擦洗乾淨，再用小盆加水兌點白酒，或提前用白醋泡橘子皮的水擦冰箱，可清香了，也可快了。

范老師：白酒、白醋和橘子皮有助於去掉異味。先把冰箱裡的食物儘量減量，然後把隔板、抽屜取出洗淨，內壁擦乾淨，門和門的軟墊也擦淨。

//@ 沈小鳶：不喜歡把食物放進冰箱是怕冰箱有味道，有時候密封盒也封不住味道。

范老師：食物放入冰箱要裝盒，冰箱要定期清潔，否則不僅味道會混在一起，食物殘渣還會帶來細菌滋生。多數人家廚房和冰箱都無法達到食品企業的基本安全標準。但很多人認為家裡做的都安全，衛生非常嚴格的正規食品廠的產品反而不安全。

//@ 林盤菜：老師……我喝了兩天的水才發現，這兩天的水裡有沙子似的東西，是我早上看了昨晚倒的水才發現的。底下有一層沙子樣的沉澱物。請問這東西能排出去嗎？這水還能喝嗎？

范老師：別擔心，沉澱物通常是不能被身體吸收的。一般來說，供水品質是受到嚴格監督的，但是輸水管道可能需要清理。

//@ smilescans：范老師，用微波爐來加熱剩菜是不是不能消滅肉毒桿菌？微波爐很難保證加熱的溫度。

范老師：微波爐加熱，中心溫度容易升高。殺菌效果不遜色于普通加熱，甚至更好。不過，用微波爐加熱香腸容易爆裂和脂肪噴濺。

//@ 營養醫師王興國：家庭發酵大豆製品（未經加熱消毒）是導致肉毒桿菌中毒（病死率很高）的最常見原因，小心！

范老師：嚴重的肉毒桿菌中毒，可能導致呼吸困難，肌肉麻痺，典型症狀是眼瞼下垂。如果不知道病因，沒有專業治療，病死率可高達 40%，遠超過 H7N9。

//@ 小冰靈 88：我一個人做菜吃飯。最近喜歡上吃日本南瓜，但一個南瓜的可食部分至少有 1.5kg，我一個人每頓吃 200g 的話也要吃七八次，我不想每天頓頓吃南瓜，所以肯定 1 週吃不完。我目前是切下來剩下的生南瓜用保鮮袋裝上，放入冷藏室，爭取 2 週左右吃完。不知道這一做法是否可取？

范老師：冷藏時間長了也容易發黴。您自己試驗一下看看切開的生南瓜能存幾天。如果超過三天的量，冷藏就放不住了，蒸熟趁熱裝盒，然後涼下來不燙了再冷凍。

//@ 糖小唐_：范老師，想請問一下您，比如我頭一天晚上分裝放好了，第二天早上上班的時候從冰箱裡取出來，然後帶到公司，從早上到中午的這段時間都沒有冰箱。這樣菜會變質很多嗎？是不是如果放到晚飯再吃就更不行了呢？

范老師：可以買一個保溫袋，把冷藏的飯盒裝進去，自己再放進去一些冰袋。網上都有賣的，就是總重量沉重一些。

//@ 姜成音：前段時間男朋友吃了日式輕食的外賣便當，第二天直接住院了。白細胞指數 23 點多，治了好幾天才好。

范老師：我也是不太敢買超市的紫菜飯卷、切好的生魚片。除非買回來加熱，但那樣就不好吃了。凡不是做好馬上吃要放幾小時、又不能加熱殺菌吃的食物，細菌性食物中毒的風險都是很大的。

//@ 市民有機考察組 dudu：其實在外用餐就腹瀉都快成定律了。

范老師：人們通常認為在外用餐後拉肚子是細菌超標所致，但也可能是地溝油作祟。多次加熱的油會傷害胃腸道，研究已經證實這種壞油與大腸激躁症等疾病有聯繫。在餐館用餐後，如果油不好，有人胃裡發堵，有人胃痛，還有人會發生腹瀉。

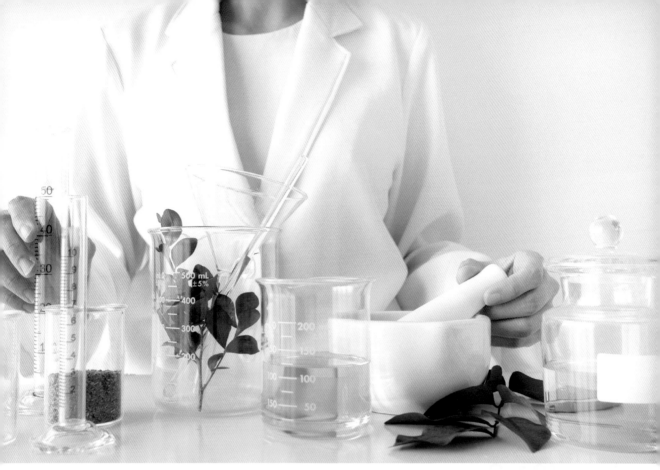

Part2

小心！
食物中暗藏陷阱

1 有關「冷」食品的 10 個 安全提示。

Secrets from the kitchen

　　説到微生物發生的生物性食物中毒，人們都不會忘記一個經典案例：2012 年發生了近萬名德國小學生集體食物中毒的事件。德國媒體把矛頭指向中國進口的速凍草莓，使人們對冷凍食品的關注度空前高漲。後來發現，食物中毒的原因是諾羅病毒。這件事情提示人們，食品安全是件大事，別以為只有化學污染可怕，致病微生物的威力從來不可小覷。

　　其實，在歐美國家的飲食生活當中，因微生物的活動而發生食物中毒的情況並不罕見，每年都有不少患者因為食物中的致病菌而致死。據美國疾控中心 2011 年發佈的資料顯示，每年約有 4800 萬美國人會經歷程度不等的生物性食物中毒，其中約 13 萬人因此入院，約 3000 人死亡。根據媒體報導，歐美人因食物中致病微生物而導致的死亡人數，按人口比例計算大大超過中國。

　　環境中的致病菌不可能趕盡殺絕，預防微生物導致的食物中毒，最簡單易行的措施還是注意衛生和加熱殺菌。

東西方飲食的文化差異？

　　直到幾十年前，中國很多地方的居民還沒有喝上有衛生保障的自來水，醫療條件也不太盡如人意。中國南方很多地區的人洗涮、排泄都靠周圍的河水湖水，而飲水做飯也靠同樣的河水湖水，傳播致病微生物的風險極大。

幸而中國自古以來提倡熟食，水要煮開之後才喝，菜要烹熟之後再吃，剩菜要熱透再吃，吃飯時不直接接觸食物而是用筷子取食……這些看起來「有點土」的生活方式，卻極大地表現出中華民族的養生智慧，效果是讓千萬人倖免於致病微生物造成的食物中毒，逃脫「暴病而死」的厄運。

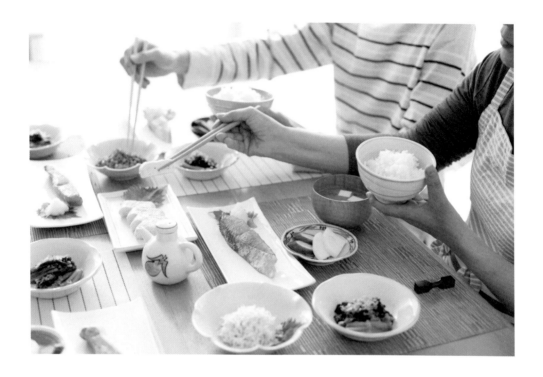

有很多人說，熟食是落後的，熟食會破壞營養素，生吃才科學才健康。但我們無法否認，熟食的優勢也是非常明顯的。它既能降低食品安全風險，又能去除很多妨礙營養素吸收的物質，比如蛋白酶抑制劑、澱粉酶抑制劑、抗維生素物質，降低單寧、皂苷、植酸、草酸等物質的含量，還能使澱粉和蛋白質的消化吸收更加容易。

儘管歐美發達國家的餐館和家庭中的衛生狀況很好，但他們幾乎每天都吃未經加熱殺菌的生食物，特別是沙拉之類的菜餚和冷凍甜點等都是冷食，第二頓吃的時候也不便再次加熱，仍然會帶來相當大的生物性食物中毒隱患。

低溫抑制細菌滋生？

　　很多人覺得，冷凍食品很安全，細菌不會滋生，這是因為低溫可以抑制微生物的繁殖。但是，低溫不能起到有效殺菌的作用，一旦恢復室溫，其中存活的微生物仍可能活躍繁殖帶來麻煩。肉類、魚類、蔬菜、水果和速凍餃子之類的主食都是在生的狀態下冷凍的，難以保證冷凍前食物沒有攜帶各種微生物，包括致病菌和病毒。曾在媒體上熱鬧一時的速凍餃子中含金黃色葡萄球菌的事情，也正是這樣的案例。

　　所以，生的速凍食品，無論蔬菜、水果、肉類、魚類，解凍後均需加熱再食用。速凍主食必須徹底蒸煮烹熟之後再食用。而對於霜淇淋、雪糕等不可能加熱的冷凍食物，則最好選擇可靠企業生產的產品，不能隨便購買路邊攤上的冷飲。2012 年夏天曾有新聞，某小工廠生產的「老冰棒」中的細菌總數超標 1700 多倍，大腸菌群超標 240 倍，足以證明冷凍是不能「凍殺」細菌的。

　　食物解凍後，如果在室溫下放置很久，這個過程也會造成微生物的大量繁殖。如果這些解凍食物沒有和其他食物隔離，那麼其中的病菌和

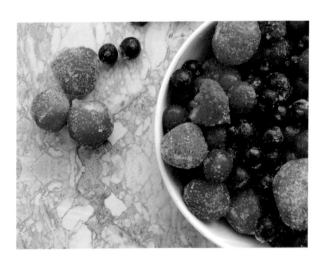

病毒還可能污染其他食物，造成交叉污染。在德國這次食物中毒事件當中，凍草莓被製作成「草莓蓉」給孩子們食用，這個加工是在室溫下進行的，且並未進行殺菌，加工和運輸的過程中都可能帶來病毒和細菌的繁殖問題，其實怪不得凍草莓本身。

說到這裡，讓我們總結一下對待「冷」食物的安全原則：

① 超市選購時，冷凍食品和冷藏食品，要在逛超市快出門時再放到購物籃中，然後儘快回家放入冰箱。避免讓它們長時間處於室溫，造成食品溫度大幅度升高，微生物繁殖加速，或者冷凍食品解凍。

② 食品的包裝上都有保質期和保質溫度的說明，一定要按照保質溫度來儲藏。例如，注明可以冷藏儲存 30 天的巴氏牛奶，如果沒有放入冰箱，而是擺在桌子上，一天之後就可能滋生大量細菌而導致發酸、凝塊，特別是在室溫較高的情況下。

③ 冷凍食品在冰箱裡一定要分區域，熟食品和生食品分開，避免交叉污染。生魚生肉之類的放下層，霜淇淋、雪糕、凍水果、凍饅頭等放上層。如果有三層，中間這層可以放速凍餃子、凍豆腐之類的食物。

④ 冷藏室也一樣，剩菜剩飯、牛奶、優酪乳、熟肉等加熱時間不會太長的食品放在上層；生蔬菜放在下層靠外處，豆腐放在下層靠內壁處；沒有凍的魚肉放在專用保鮮盒裡。

⑤ 購買來的冷凍食品，無論蔬菜、水果、肉類、魚類、速凍包子餃子之類，均需加熱殺菌再食用。即便是蔬果或堅果，也不能以為冷凍能殺菌，不可解凍之後不加熱就直接吃。

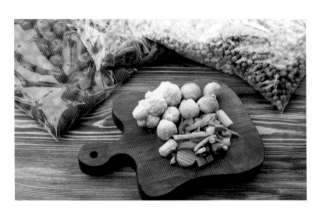

⑥ 購買來的帶包裝的冷藏食品，所有豆腐和豆製品都必須加熱殺菌再吃；殺菌後熟肉等食品剛開包裝可以直接吃，但一旦變成剩菜，下次吃必須和其他剩菜一樣充分加熱殺菌。

⑦ 凍肉凍魚在食用之前，最好頭一天從冷凍室取出，嚴密包好後放在冷藏室專門放生肉生魚的保鮮盒裡解凍，這樣解凍既很均勻，不流失肉汁，又避免了微生物超標和交叉污染的危險。取出之後馬上切

好下鍋烹調，一定不要在砧板上放很久。

⑧ 接觸沒有經過加熱殺菌的冷凍食品之後，要像接觸生魚生肉一樣，徹底把手洗乾淨，然後再去接觸其他食材。避免把生食物中的耐冷微生物「傳染」給其他食品，特別是熟的食品或者要直接生吃的食品。

⑨ 自製冷凍甜品時，如果需要加水果，最好用鮮水果加到霜淇淋、優酪乳等配料當中。如果非要用冷凍水果，又不能加熱，一定要儘快加工，立刻食用，讓食品始終處於低溫條件下，不給微生物的繁殖留時間。

⑩ 涼拌菜對食品衛生要求最高，最好現拌現吃，一餐吃完。不要醃製幾個小時，這樣是給細菌繁殖提供充分的時間，而且會伴隨亞硝酸鹽含量的迅速上升。

小提醒：

不要認為只有孩子容易發生細菌和病毒造成的食物中毒，消化能力較弱、胃酸分泌不足的成年人也很容易發生胃腸道的感染。特別是吃大量生冷食物或喝大量甜飲料後，血管收縮，消化液分泌減少，胃酸被稀釋，胃酸的殺菌作用就會減弱，會給致病微生物作亂製造機會，不可不慎重啊！

2 購物也有「最佳順序」？

Secrets from the kitchen

在現代城市當中，有些超市的規模非常宏大，商品品種極為豐富，在裡面轉上一圈，就要半小時以上。走走看看，挑挑選選，沒有一兩個小時出不來。然後，再把採購的一車一車的食物裝上汽車，再穿過塞車的市區，把商品搬回家中，又要 1 小時的時間。很多消費者已經習慣了這種每週開車去一次倉儲式超市大採購的生活。

購物花上的時間絕對比你想得還長。

即便是距離家門口不遠，走路只有 20 分鐘路程的中型超市，認真購物一圈，也得半小時時間。在推著自行車走回家的路上，有可能遇到一兩個熟人，聊聊天說說話，可能半小時又過去了。

有些人把食品搬回家之後，卻忙於其他事情，忘記馬上把需要冷藏和冷凍的食品塞進冰箱。經常有這樣的事情，把包放在門廳，人跑去照顧孩子、接電話、和寵物交流，一扭頭就把自己買東西的事情忘了。等到想起來把食品放好，已經過了半小時、1 小時甚至更久。

然後，它們可能又要在消費者家裡的冰箱中「住」很長時間，幾天甚至幾個月。

可能看到這裡，很多讀者還不明白：這和食品安全有什麼關係？

的確有關係，如果你的購物單中有冷藏或冷凍食品，這些食品都需要冷鏈保存和運輸。也就是說，從生產出來，到下鍋之前，需要全程在低溫下儲藏。

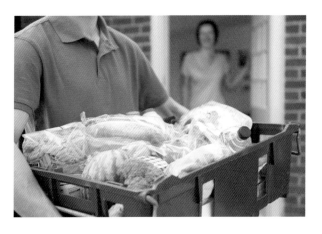

它們的旅程應當是這樣的：

從工廠的冰櫃出發→到冷藏車的冷藏櫃裡→到超市的冷櫃裡→到消費者的冰箱裡（或者直接下鍋）。如果溫度超過了保質溫度，它們就會提前腐壞，或者品質嚴重下降。

那些冷凍食品，如果不一直放在冷凍室裡，它的溫度就會不斷上升，甚至開始融化。即便沒有融化，它的保質期也會縮短，而且因為溫度的波動，會在袋子裡出現冰晶，食材脫水變硬，互相黏連，口感變差，甚至出現裂縫。如果已經融化，那就更加糟糕了，因為在你的冰箱裡，沒有速凍設備條件，再次凍結的時候，肯定是「慢凍」了。慢凍會導致食物中產生大冰晶，不僅口感變差得更為嚴重，而且營養素和風味物質損失速度也會加快，解凍時會大量出水。

那些冷藏食品，離開冷櫃貨架之後，溫度也會不斷上升，很快就會和室溫平衡。當然，其中原本被冷藏溫度所抑制的微生物，已經開始快速繁殖，繁殖速度越來越快，細菌總數越來越多。

如何才能避免這種麻煩呢？要從購物的各環節注意，儘量縮短脫離冷鏈的時間。在超市裡逛的時間，開車回家或走路回家的時間，進了家門之後在室溫下等待的時間，都要儘量縮短，這樣才能最大限度地避免微生物繁殖和品質劣變的麻煩。

所以，安全購買食物的忠告是這樣的：

1. 不要管超市的貨架順序是什麼樣的，先按以下順序買東西。

① **長貨架期**，又不怕壓的產品，如米麵糧油、罐頭、不用冷藏的包裝食品。

② **短貨架期**，但可以在室溫下放至少一兩天的產品，如蔬菜、水果等。

③ **冷凍食品**，如速凍餃子、凍肉等。

④ **冷藏食品**，如巴氏奶、冷鮮肉、生魚片等。拿完這些食物之後，不要再四處遊逛，要馬上去結帳。

2. 注意物品在購物車及購物袋中的擺放。

① 把需要冷凍和冷藏的食物放在一起，讓它們「**抱團取冷**」，降低溫度上升的速度。但是不要把新鮮蔬菜和冷凍食品放在一起，因為蔬菜接觸零下十幾度的東西，有可能會出現凍害。

② 不同類型的冷凍、冷藏食物，要各自包嚴，既不要接觸蔬果，也不要互相接觸，避免微生物的「**交叉污染**」。特別是巴氏奶、優酪乳、生魚片這種不會高溫煮沸的冷藏食物，一定要小心，不要接觸到其他生魚生肉，也不能接觸沒有清洗過的蔬菜水果。

③ 在用購物袋盛裝食品的時候，可以考慮自帶或購買一兩個冷藏袋，也可以自帶冰袋。冷藏袋有隔熱性，內壁有金屬反光膜可以反射熱輻射。把購買的冷藏、冷凍食品放進去，路上會更加安心。冷藏和冷凍食物放在一類袋子裡，其他食物放在其他袋子裡。

　　然後，提著裝有冷藏、冷凍食品的購物袋，儘快回到家中，路上不要再去看電影、購買其他商品、逛街、會客、聊天等，以免耽誤時間，除非你沒有買這些需要冷藏或冷凍的食物。

　　回到家裡，第一件事就是把這些食物趕緊分類放入冰箱。看了前面的文章，冰箱應當怎樣安全存放食品，您肯定已經了然於胸了。那就趕緊動手吧，不要再讓冷食物們在室溫的屋子裡苦苦等待很久啦，它們對細菌的進攻

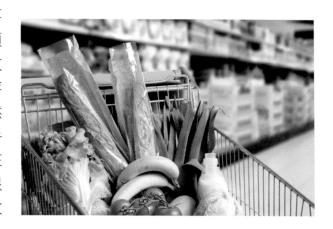

已經快扛不住了。

回家後忘記拿去放冰箱，怎麼辦？

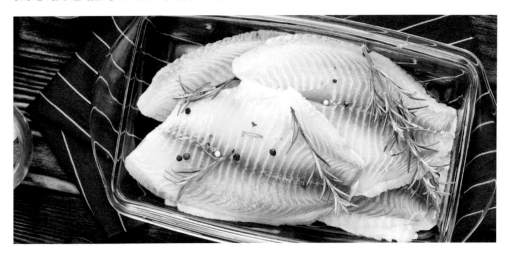

　　如果魚肉類食物已經解凍，就趕緊當餐烹調用掉吧。一餐吃不完也沒關係，可以趁熱分裝，然後分別冷凍或冷藏起來，也可以享用好幾次。

　　如果巴氏奶已經不冰了，即便放入冰箱，保質期也會大大縮短。所以，不如今天或明天就把它喝掉，但別忘記在喝之前加熱到 80～90℃（還沒有沸騰），殺一下活菌再喝，就會比較放心，避免孩子、老人、胃腸道敏感和體弱的人出現微生物引起的不適，甚至細菌性食物中毒。

　　如果生魚片已經離開冷藏 1 小時以上，建議不要生吃，烹熟之後再食用。因為水產品中往往致病菌污染風險較大，非常容易出現細菌性食物中毒。吃了之後輕則胃堵胃脹，重則上吐下瀉，腹痛難忍，發熱無力。孩子中招之後影響學習，老人和病人一旦出現胃腸感染，還容易引起各種併發症。

　　雖然大部分人會説：沒有那麼嚴重吧！但是，食品安全的規則和科學的生活習慣，並不建立在身體強壯、運氣上佳的基礎上，而是建立在讓老幼病弱人群也得到安全的基礎上。日常的謹慎小心，對全家人的健康來說，能減少很多危險，讓家人遠離不必要的麻煩和痛苦。

3 吃蔬果吞下致病菌、蟲卵？！

Secrets from the kitchen

　　不少人都聽說，生的蔬果是「寒涼」的，老人孩子不能吃、孕婦不能吃、體弱者也不能吃。

　　很多人吃蔬果之前萬分小心，用淘米水泡、用鹼水洗、用鹽水泡、用麵粉搓……唯恐有什麼不安全的東西。

　　但也有人聽說，純天然的蔬果是安全的，自家果園裡摘的草莓和葡萄，用手蹭蹭就能吃，連洗都不用。

　　其實，人們不吃沒洗的蔬菜水果，應該說是一種衛生意識的進步。

為什麼需要清洗？

　　蔬菜水果必須認真清洗，與是否為有機食品，是否在自家菜園中生產出來，並沒有直接的關係。主要原因是擔心蔬果表面上可能沾染寄生蟲卵、致病微生物等危險。

　　的確，寄生蟲卵、致病菌、病毒等都是「純天然」的。甚至，過去用沒有經過科學處理的糞肥、有機肥種菜會更危險。幾十年前的小孩，多數肚子裡都有蛔蟲、蟯蟲甚至條蟲，就是因為那時候衛生習慣不好，食物常常不洗就吃。即便用水洗洗，過去的河水、井水往往也達不到如今的衛生要求。

　　所以，在我小時候，《健康小顧問》之類的科普書上寫著，蔬果生吃之前，要用高錳酸鉀水來泡一下。那年頭沒有消毒液和洗潔精，用紫

紅色的高錳酸鉀水泡過消毒，人們才會覺得比較放心。一當然，也只有受過相關教育，關注家庭健康的人才會看這種書。說到這裡，必須感謝我的母親，她雖然是數學專業畢業，卻很在意衛生和營養，相關知識比同齡人豐富得多。

別以為農藥殘留是食品安全的唯一問題，致病微生物比它們兇猛多了。別說吃自家院子裡的水果，就算吃洗得特別仔細、特別乾淨的水果，也不意味著不可能發生上吐下瀉、肚子絞痛、發熱無力的細菌性食物中毒悲劇。

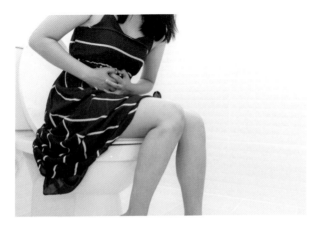

說個題外話，我有兩次因為細菌性食物中毒而肚子疼，簡直疼到讓人生不如死的程度，每一分鐘都是煎熬。還有一次在餐館吃飯之後感覺胃堵，身體疲勞，當時沒經驗，沒有及時吐掉。後來就發展成典型的細菌性痢疾症狀，折騰了 3 天才停止腹瀉。

哪些蔬果特別需要注意？

蘋果、梨這類果皮又厚又堅韌的水果，還不用太擔心，直接用清水洗洗，再薄薄地去皮就好了。比較讓人擔心的，是那些微生物能夠長驅直入的蔬果。

比如草莓，有可能會污染諾羅病毒，如果正好人體的抵抗力低，就可能發生噁心、嘔吐、發熱、腹痛和腹瀉等。這個病毒在 2012 年曾經讓數以萬計的德國人中招，一時間轟動世界。又比如，2011 年，美國因為甜瓜被污染了單核增生李斯特菌造成 16 人死亡。

最近美國普渡大學的研究者還發現，單核增生李斯特菌之類的致病菌甚至可能存在於蔬果的內部，比如甜瓜、生菜等。微生物會從植物的傷口侵入，然後在其中存活長達數月的時間，無論怎麼洗都是洗不掉的。這個可怕的菌，專門欺負體弱者，比如嬰幼兒、老人、病人等，特別可怕的是，它能夠在體內潛伏幾天到幾十天時間，越過胎盤屏障侵犯胎兒。研究文獻表明，孕婦一旦被它感染，有可能會造成流產和死胎。

一這些可憐的準媽媽，流產後都不知道是為什麼，其實有可能是因為體質不夠強壯，此前不幸被食品致病菌感染了。所以增強體質、改善飲食習慣，注意食品衛生，是有多重要啊！

這讓我想起去年參加的一次無公害和有機蔬菜栽培的培訓。我自己去講蔬菜的營養，順便也聽聽課。有位專家詳細講解，葉菜類污染致病菌而引起的食物中毒事件相當常見，供生吃的產品要相當小心。

純天然≠安全。

為了保證食品安全，有機、綠色、無公害蔬菜在種植過程中就要採取各種措施避免污染。不能使用沒有發酵的有機肥，它會引來致病菌和寄生蟲卵；不能使用未檢測的農家肥、塘泥等傳統肥料，它們往往存在重金屬超標和其他環境污染物積累的問題。

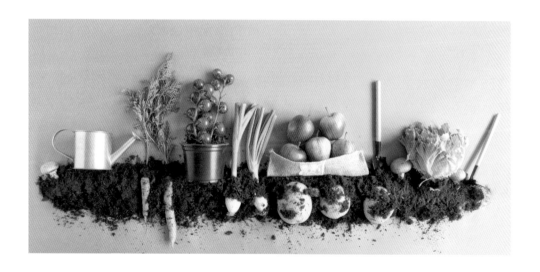

很多人以為不用化肥農藥就能帶來安全，其實大謬不然。多位土壤肥料專家告訴我，天然肥料其實可能更危險。寄生蟲卵可以通過發酵殺滅，但一些難分解的環境污染物真的很難清除。比如說，塘泥中有可能含有多年來積累下來的有機氯、二英、多氯聯苯等環境污染物，還有重金屬污染物；豬糞之類可能含有超標的砷污染。這些都會給有機蔬菜帶來被污染的風險。

採收時，必須特別小心謹慎。

採收人必須身體健康，還要把手洗乾淨。切割用的刀具必須足夠鋒利，以便減少組織破損流出汁液，這些汁液中的營養會促進細菌繁殖。採收的蔬菜不能接觸土壤，因為土裡往往帶有致病菌；洗菜要用飲用水等級的水；包裝要經過消毒，儲存和運輸過程中要及時去掉腐爛部分，防止交叉污染，等等。這些食品安全控制細節，豈是過去的傳統家庭菜園所能做到的！

需要注意的是土壤中天然含有多種致病菌……如果對自己和孩子的胃腸功能沒有足夠自信，在果園採摘草莓、黃瓜之類的水蔬果菜之後，千萬不要蹭蹭就吃……這不代表農民給你加了什麼有害農用化學品，而是擔心純天然的致病菌。

總之，即便認真洗過泡過，也不能保證完全清除掉致病菌和病毒。如果購買超市中切碎的蔬果，更要非常小心。因為蔬果切得越細碎，切口越多，感染和繁殖細菌的速度越快。傳統認為蔬果生吃太寒涼，女性不能吃，吃了容易拉肚子損氣血之類的說法，原因之一可能就是因為這些致病菌。

如何安全吃蔬果？

要對付這些可怕的微生物，最簡單的方式就是加熱殺菌。無論它們多麼狡猾，都會被蒸煮燉炒之類的烹調方式滅掉。

歐美國家的人經常生吃蔬菜，所以經常發生各種細菌性食物中毒。美國疾控中心承認，因為微生物污染導致的食品安全事件，每年造成數

千美國人死亡。而在中國傳統飲食文化中，特別注意不給老人、幼兒、病弱者吃太多的生蔬果，不喝沒有煮沸過的水，在食品安全控制能力低下的古代，實際上是一種保障健康安全的重要措施！

對大部分抵抗力較好的成年人來說，既想要生吃蔬果的健康效果，又不想冒食品安全的風險，除了把蔬果洗乾淨之外，最簡單的預防方法，就是每次少吃點，少量多次吃。吃得少，進來的有害病毒和細菌總數就少。同時，也避免太多水果中的有機酸鹽緩衝胃液。胃液的 pH 值可以低達 2 以下，而水果中的檸檬酸在形成緩衝系統之後，pH 值是 5 左右（檸檬酸-檸檬酸鹽緩衝液，生物科學相關專業的學生大學時代都是配過的）。顯而易見，被它們緩衝之後，胃液的殺菌能力會大大下降！

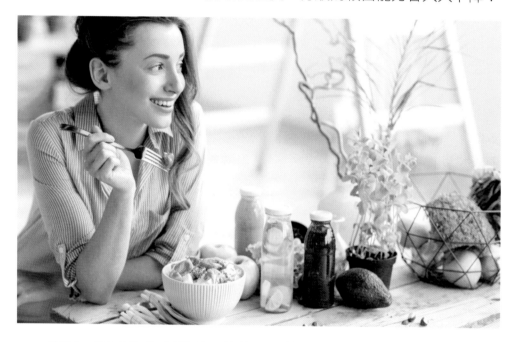

所以，別過度貪吃甜瓜、草莓、桑葚、葡萄、櫻桃之類；剩的涼拌菜要扔掉。不要經常考驗我們的胃酸殺菌力和胃腸抵抗力。胃酸偏少、胃動力不足、患萎縮性胃炎的人，以及體弱者、老年人，更要高度注意，因為本來胃液分泌就不足，殺菌能力比普通人差。

最後，吃蔬果的時候，還要教育孩子，並自身示範：把手洗乾淨！把手洗乾淨！把手洗乾淨！

4 為什麼不能喝生水？

Secrets from the kitchen

從小爸媽就說生水不能喝，還聽說為了養生，夏天都必須喝熱水。為什麼生水不能喝呢？為什麼必須喝熱水呢？為什麼用生水洗手這件事就是講究衛生呢？

要解答這個問題，先要從生熟、冷熱的差異說起：

1. 生水真的不能喝嗎？

生水理論上並非不可以喝。我個人理解，主要是因為 3 個原因不建議人們喝生水。

① 生水沒有經過煮沸，其中可能存在微生物污染。尤其是幾十年、十幾年前，大部分鄉下地區沒有自來水供應，城市的自來水水質管理沒有現在這麼嚴格，不合格的情況是常見的。大部分人喝的井水、河水，很容易被污染，含有過多的有機物，其中滋生微生物，是很不安全的。比如痢疾、A 肝之類的急性胃腸道疾病都可以通過飲用水而傳染。

② 部分地區的生水中含有過多的鈣、鎂等礦物質，鹼性較強，雖然沒有毒，但對腸道有一定刺激，可能引起腸道不適。比如北京的水就是這樣的。煮沸之後，通過產生水垢，去掉了一部分鈣、鎂元素，水質得到一定程度的軟化。以前有日本朋友喝北京的白開水都覺得腸道有不適，可能就是因為不適應硬水的緣故。

③ 部分人的胃腸對冷敏感，喝冷水有可能腸道產氣，甚至出現腹瀉。

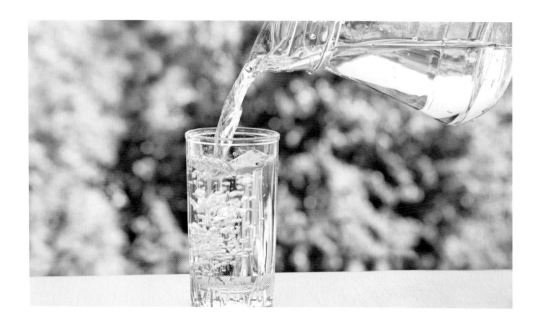

　　理論上，只要不怕涼，足夠乾淨、硬度不太大的水是可以直接喝的。比如説，現在超市有純淨水、礦泉水出售，有些家庭淨水機、淨水器就號稱能夠製造出直飲水，一些公園、機場、車站等也有直飲水供應，這些都是沒有煮沸過的水，某種意義上説，也就是「生水」。

　　既然人們對生水的擔心主要是微生物和礦物質，那麼通過嚴格的過濾程式，濾除了微生物，濾除了有機物，甚至去掉了過多的礦物質，那麼就可以直接喝了。

　　當然，有些人對冷刺激敏感，喝涼水不舒服，那麼即便是安全性沒問題的直飲水，也需要熱一下再喝。

2. 為什麼很多人提倡喝熱水？

　　喝熱水並不是一個適合於所有人的戒律，但對部分人，包括體弱者、胃腸消化功能不佳者、對冷刺激敏感的人來説，可能有一定道理。

　　熱脹冷縮是物理學基本規律，血管遇冷之後收縮，會造成胃腸血液迴圈速度變慢，有可能影響消化液的分泌。消化不佳則營養攝入減少，體質會變弱，這是不利健康的。夏天如果避免過食冷飲和冰水，注意保

護胃腸，好好吃飯，得到足夠的營養，有利於保持肌肉量，維護基礎代謝，那麼冬天就不那麼怕冷。這種說法大體上是符合科學道理的。

我本人從小體弱，曾經喝涼水就會腹痛腹瀉，後來體質改善很多，喝室溫的水已經沒有問題了，但偶爾還是會在喝白開水之後感覺腸道產氣，喝冰水則感覺不舒服，所以從來不加冰塊。

由此可見，喝涼水還是喝熱水，完全可以交給自己的身體來判斷。如果當時只是口腔和舌頭舒服，而後面胃腸不適，那就以不喝冰水為好，尊重身體的意見。

除了冰水之外，冷飲、冷優酪乳之類也有同樣的問題。不過，冷飲的害處主要不在溫度，而在於其中營養價值低，糖含量太高，即便暖一些，也不值得經常吃。優酪乳則營養價值很高，只是剛從冰箱裡拿出來有點涼，只要稍微暖一下，到舌頭不覺得冰涼，就可以喝了，而且對胃腸非常友好。

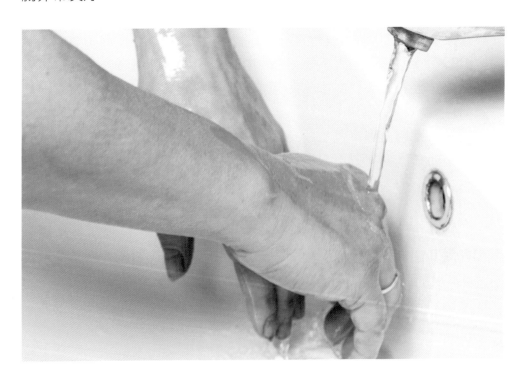

3. 為什麼用生水洗手有利食品安全？

不得不說，現在很多人雖然對食物要求挺高，但對自己要求超級低。有些人會不洗手就吃飯，直接抓什麼吃都很自然，就好像自己的手一定比沒洗過的菜乾淨一樣。

凡是做過微生物實驗的人都會明白，人的手到處接觸各種東西，表面是相當髒的。用手給培養基接個種，能培養出來無數微生物菌落。不僅難以避免導致胃腸感染的細菌，還可能傳播流感病毒等很多致病微生物。

無論自來水怎麼被黑，說它如何不乾淨，要用濾水器，但合格自來水中的細菌數目，比起沒洗過的手上的細菌數目，簡直是千萬分之一。所以，用洗手液或肥皂好好洗個手，哪怕沒有用什麼殺菌洗滌劑，都能讓上面的細菌數降低到原來的幾十分之一甚至幾百分之一。因為把手上沾的各種有機物洗掉，也能減少讓細菌繼續繁殖的「營養」。

所以，無論是生水還是開水，洗手對食品安全是必需的！

現在趕緊來反思一下：

是不是坐在電腦面前的時候經常隨手抓點零食吃？是不是一邊玩手機一邊吃東西？不知道鍵盤上的微生物品種多麼豐富嗎？

是不是在餐館捧著無數人摸過的菜譜翻了半天，然後不洗手就開始抓荷葉餅卷烤鴨吃？

別因為心理作用把自來水和食品想得太可怕，最該做的事情是：從現在起立個規矩，回家趕緊洗手！出廁所前洗手！飯前必須洗手！不洗手就不許抓東西吃！

5 遠離可怕的肉毒桿菌

Secrets from the kitchen

2013 年，爆出了紐西蘭乳製品中查出「肉毒桿菌」的新聞，雖然最後證明檢出的不是肉毒桿菌，而是和它特別像的另一種梭菌，但至少讓人們熟悉了肉毒梭狀芽孢桿菌這個專業詞彙。那麼，還有哪些食品中可能會污染肉毒菌，含有肉毒桿菌毒素，也讓消費者開始擔心。多些瞭解，日常注意防範，就會減少受害的危險。

什麼是「肉毒桿菌」？

肉毒桿菌，顧名思義，外形像梭子一樣，也叫肉毒梭菌，全名是肉毒梭狀芽孢桿菌（Clostridiumbotulinum），是個臭名昭著的食品致病菌。當它旺盛繁殖的時候，會產生一類世界上最毒的毒素—肉毒桿菌毒素（botulinumtoxin），引發肉毒桿菌中毒症（botulism）。肉毒桿菌有 7 個類型，毒性各不相同，毒害人類的主要是 A 型和 B 型。

到底有多毒？

想知道肉毒桿菌有多毒，要先從砒霜說起。砒霜在人們心目中就是毒性最大的物質了，但它遠比不上氰化鉀；而氰化鉀，又遠不比上肉毒桿菌。1μg 的肉毒桿菌就能致死人類，按這樣計算，1g 肉毒桿菌就足以毒死 100 萬人。正因為肉毒桿菌堪稱毒藥之王，它已經被開發成了生化武器。

肉毒桿菌的分子能夠進入神經細胞，它使神經元無法釋放神經遞質，從而讓神經元之間的「溝通」發生障礙，資訊無法傳導，從而出現一系列肌肉麻痹的症狀。肉毒桿菌中毒和其他常見食物中毒一樣，都會出現噁心、嘔吐等自救反應，也有頭昏、肌肉無力等表現。

比較特殊的症狀是眼瞼下垂和複視，其他細菌或細菌毒素所造成的食物中毒沒有這些症狀。如果中毒比較嚴重，會發生呼吸麻痺而致死。如果沒有得到及時的針對性抗毒素治療，這種病的病死率能超過 H7N9 病毒感染。

肉製品中的肉毒桿菌

自古以來，倒在這種毒素下的生命不計其數，在西方尤其多見。西方人很早就發現，吃肉製品容易發生肉毒桿菌中毒症。Botulinum 這個詞彙，就源自於「香腸」的拉丁文 botulus；而中文譯為「肉毒桿菌」也是這個緣故。因為在幾百年前乃至更早，人們並不懂得食品安全的學問，發生中毒甚至死亡，也不知道怎麼回事，只是模糊地知道，吃香腸有中毒死亡的風險。在微生物學發展起來之後，人們才確認這種中毒是肉毒桿菌帶來的。

肉毒桿菌其實並不是什麼稀罕物，它在自然界中廣泛存在，土壤中、糞便中都可能找到這種細菌。這種菌怕酸，怕熱，而且在通氣條件良好、氧氣充足的地方長得不太茂盛。它尤其喜歡富含蛋白質的食品，比如香腸、火腿、肉罐頭，都可能有肉

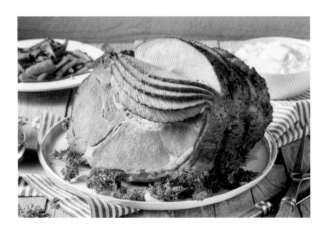

毒桿菌潛伏其中。人的腸道裡通風條件不那麼好，酸度比較小，肉毒桿菌也能生存，不過 37℃不是它的最佳產毒溫度。

可是人們會問：難道做香腸和罐頭不經過高溫殺菌甚至滅菌嗎？難道肉毒桿菌不怕熱嗎？謝天謝地，這種菌本身並不耐熱，而且肉毒桿菌也不耐熱。雖然這種毒素非常非常毒，但是，它在 100℃的溫度下，只需煮一兩分鐘就會失去毒性。

問題是，很多熟肉雖然生產當時經過加熱，但因為做好之後要存放幾天才能賣出去，而且通常不加熱就當冷盤吃，很難保證安全性。為了避免被肉毒桿菌所害，古人早就探索出了一個好方法─加亞硝酸鹽，因為它對於抑制肉毒桿菌特別有效。

亞硝酸鹽雖然也有毒，而且會在肉中合成微量的致癌物亞硝胺，但它的毒性和肉毒桿菌相比，那簡直不值得一提，差著若干數量級。用嚴格限量的亞硝酸鹽來避免肉毒桿菌中毒的危險，對於加工肉製品來說，絕對是明智之舉，所以世界上所有國家都許可在加工肉製品中添加亞硝酸鹽。不信，只要認真看看香腸、火腿之類產品的標籤，總會在配料表中看到「亞硝酸鈉」四個字。

我曾經非常反對餐飲業使用亞硝酸鹽，是因為餐飲產品馬上製作馬上食用，顧客不會吃剩菜，所以沒有必要用。而且亞硝酸鹽如果管理不善，很容易出現超標甚至中毒事故。但加工肉製品不可能當天做當天吃，所以不能不加。要想避免其中微量致癌物的害處，唯一的方法是少吃外面賣的加工肉製品，多在家裡自己用鮮肉做菜吃。

廚房裡的肉毒桿菌

但是，在家庭廚房當中，這種恐怖的毒素卻往往會被人們忽視。比如豆製品和煮熟的黃豆、豆醬之類，比如家裡的剩魚肉、剩豆腐、剩蛋類，特別是那些自製的發酵豆製品，都可能有肉毒桿菌潛伏，特別是在室溫下存放之後，不重新加熱就食用，風險非常大。

某網友說：公司同事今天帶來老家鄉下親戚做的納豆，加了點鹽、辣椒、老薑，凡是吃了的同事，症狀都是頭暈乎乎的，嘔吐，雙腿發軟無力⋯⋯其實這就非常像肉毒桿菌輕度中毒的症狀。只不過吃得不多，難受一兩天時間後自愈，沒有造成人命事故罷了。看看公共衛生方面的醫學雜誌，因為吃自製納豆、自製水豆豉之類產品而喪命的報告比比皆是，令人驚心。

也正因為如此，人們經常會說，剩菜剩飯要徹底加熱殺菌，煮沸幾分鐘，或者在上汽的蒸籠上大火蒸幾分鐘，都能起到殺菌、消毒的作用。不加熱就直接吃室溫下翻動過的剩菜、剩飯，是有危險的。特別是在過去沒有冰箱的時代，各種致病菌在室溫下繁殖速度都很快，吃剩菜剩飯更加危險。雖然有人可能會說「我吃了好多次也沒事」，但一次有事，患上胃腸炎甚至肉毒桿菌中毒，那可就麻煩了。

所謂食品安全管理，無論是在企業還是在家裡，要的都是十分保險，目標都是萬無一失，絕不是碰運氣的用消費者的健康和生命來冒險。

不過，加熱只能保證當時安全，不能保證長期存放。儘管這個肉毒梭菌和肉毒素本身都不耐熱，肉毒桿菌的全名可不要忘記—肉毒梭狀芽孢桿菌。芽孢桿菌的特點是能產生一種叫作芽孢的東西。細菌一旦變成芽孢狀態，它就非常穩定，不怕 100℃加熱。要在 120℃以上加熱 30 分鐘，才能把芽孢們滅掉。一般煮幾分鐘是沒用的。

芽孢如果沒有被滅掉，它會潛伏在食品中，一旦環境條件合適，芽孢們就會「破殼而出」，變成一個個活躍的肉毒桿菌，大肆繁殖，甚至產生毒素。那是一件多麼恐怖的事情啊！

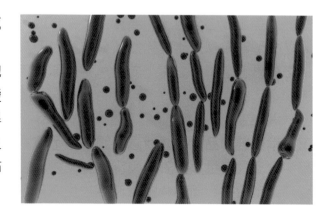

所以，在食品加工中，有殺菌和滅菌兩類處理。殺菌只是把活細菌殺死，芽孢們卻殺不死。

所謂巴氏奶，就是用 85℃左右的巴氏殺菌處理把細菌殺死，但是芽孢殺不死，所以必須在冷藏條件下保存，常溫下會很快變質。

所謂常溫奶就是經過 120℃以上的滅菌處理，把芽孢們也都殺掉。這樣，無菌灌裝、趁熱封口，就能夠讓牛奶安靜地在無菌紙盒裡存放 6 個月以上，甚至 1 年以上。

肉毒桿菌的芽孢比普通的芽孢更頑強。用 121℃的高壓蒸煮 30 分鐘以上，才能保證徹底殺死這種芽孢。所以，在製作肉罐頭的時候，加熱溫度稍微低一點，或者時間短一點，產品的中心溫度達不到要求，就可能會有肉毒桿菌的芽孢倖存下來，造成安全隱患。

當然，芽孢們也不是什麼條件下都能進入活躍狀態的。它最喜歡的是室溫條件，15～30℃是它最舒服的環境。若放在 10℃以下的冰箱裡或者在 55℃以上的發燙環境中，它就無法繁殖也無法產毒了。所以，把吃剩的食物趕緊放進冰箱，是家庭中預防肉毒桿菌中毒的重要措施。

夏天溫度太高，超市又不一定能做到全冷鏈運輸和儲藏，買菜回家的路上溫度也很高，就有多種致病菌繁殖甚至產毒的隱患。所以從超市中買來的散裝熟肉製品、豆製品等最好不要直接吃，一定要在家裡再加熱殺一下菌才放心。肉毒桿菌只需於 80℃左右加熱 10 分鐘，或者 100℃加熱 1～2 分鐘就可以被破壞掉了。

奶粉裡的肉毒桿菌

還有朋友們問，奶粉裡怎麼也會有肉毒桿菌呢？這的確是個新情況。以前各大品牌的進口奶粉曾經出過很多問題，比如亞硝酸鹽超標，比如檢出阪崎腸桿菌，比如脂肪氧化，比如重金屬超標，比如營養素不達標，比如找到金屬異物和玻璃碎片……但是肉毒桿菌的報告還是第一次。後來的檢測證明，奶粉裡污染的並不是肉毒桿菌，而是另一種和它十分類似的厭氧型梭菌。

澱粉類食物和奶類食物在餿了之後會發酸，而酸性條件不太適合肉毒桿菌生存，一般來說，在液態乳製品中不常發現這種細菌；而奶粉是粉狀食品，接觸空氣比較多，厭氧的肉毒桿菌也不容易大量繁殖起來。

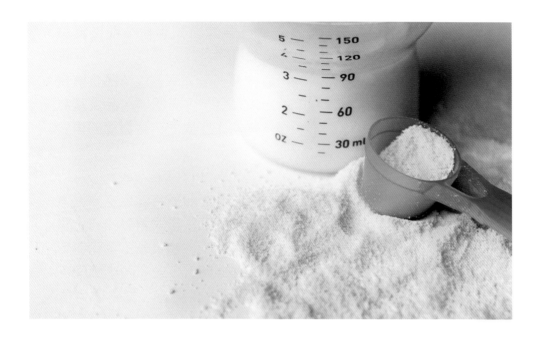

　　正因為不是常見情況，所以目前各國的乳製品標準中根本沒有查肉毒桿菌這一項。各國的管理規範都是在各種麻煩中成長和進步的，以前沒有過，就不可能有相關的標準和檢查。消費者常常抱怨監管部門「總是事後才發現」，其實這就是食品安全管理的無奈之一。

　　為什麼人們對奶粉中檢出致病菌的事特別擔心呢？因為奶粉是用溫水沖開喝的，不會再次加熱，所以不能殺掉這個細菌，更不能殺滅芽孢。考慮到小寶寶本來身體抵抗力就比較弱，胃酸分泌少，容易受到各種毒菌或毒素的傷害，所以奶粉必須格外嚴格要求。相比之下，如果以被少量致病菌污染的奶粉作為配料，製成飲料、烤成餅乾，都需要進行加熱，那麼活菌和毒素會在加熱過程中被滅活[1]，倒不用太過擔心。

　　總之，食品安全的風險無所不在，化學物質固然令人擔心，但「純天然」的致病菌們也生性兇殘殺人無數，絕不可掉以輕心。致病菌可不認識你是誰，它們不會因為一個企業負有盛名就不來找麻煩，也不會因

---

1 滅活是指用物理或化學手段殺死病毒、細菌等，但是不損害它們體內有用抗原的方法。

為你是親手在家給親人們製作食物就放你一馬。要想遠離各種安全隱患，最關鍵的措施，還是要在從土地到餐桌的每個環節中都不怕麻煩、嚴格把關。

肉毒桿菌與美容：

　　人們對肉毒桿菌不太恐懼的原因之一，是覺得它能起美容作用，甚至有些愛美女性多少還有點嚮往之情。其實，肉毒桿菌美容的原理，正是在局部注射之後，引起面部肌肉麻痺，從而不會形成表情紋。但是這種處理也會導致臉部表情呆滯。

　　做這種美容處理，需要精確控制毒素的劑量，稍有不慎就會造成中毒。每年世界上都有不少女性因為肉毒桿菌美容而發生中毒事故，甚至有人因此喪命。

　　美容雖然重要，但性命更重要啊！為什麼不選擇那些更安全的方法呢？不願意通過健康飲食、充足睡眠和適度運動來達到美容的效果，卻要拿自己來當小白鼠注射毒素，不是有點捨本逐末了嗎？

6 美味葷菜中的污染隱患

Secrets from the kitchen

　　在貧困之時，人們總是把吃肉和幸福、富裕聯繫在一起；而富到一定程度之後，對於大多數人來說，大魚大肉已經不再成為奢侈享受，它們的魅力也就逐漸下降了。

　　在多樣化飲食的情況下，每天吃 50g 肉或魚足以滿足營養需求。葷食過多，實在不是什麼幸福，甚至可能帶來種種麻煩。

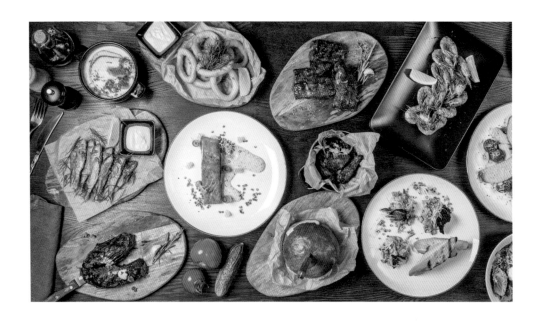

麻煩 1：魚肉裡的環境污染物比植物中的高得多。

　　按照生態學的基本定律，如果環境中存在難分解污染物，比如說鉛、砷、汞、多氯聯苯、六六六等，那麼越是處於高營養級的動物，體內的污染水準就越高。

也就是説，如果水裡有污染，那麼水藻就會受到污染；吃水藻的小魚會濃縮水藻中的污染，而吃小魚的大魚又會濃縮小魚體內的污染。一條大型食肉魚一天就能吞下千百條小魚，所以它們積累污染物質的速度最快。

同理，豬吃植物性的飼料，那麼它的污染一定比飼料中的污染水準高得多。我們如果大量吃豬肉，那麼我們體內的污染水準又會比豬高得多……這就叫做生物富集和生物放大作用。

麻煩2：魚肉中不可避免地存在農藥獸藥殘留。

許多人以為，蔬菜和水果表面上的農藥是最可怕的污染，認為吃魚肉就不會吃到農藥，這是一種嚴重的誤解。實際上，魚肉中的化學藥物殘留水準絕不亞於蔬菜和水果，甚至有過之而無不及。

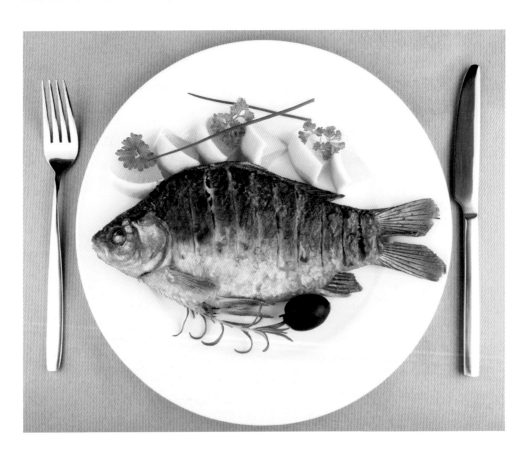

這是因為，動物飼料也是在污染的農田中生產的，照樣有農藥、除草劑等農用化學藥品的殘留，其中的難分解成分會積累在動物體內；而動物飼養過程當中，各種獸藥、殺菌劑、飼料添加劑等化學物質也會或多或少地進入動物體內，從而間接地進入人體。所以，不吃菜光吃肉，並不能使人遠離農藥污染。

所以，那些鼓勵吃魚吃肉的各國人士，毫無例外都強調要吃「有機肉」，還要低溫烹調，最小限度地加工，正是基於以上種種原因。

麻煩 3：多吃動物食品，增加致癌危險。

有研究發現，在同樣的致癌物水準下，如果給試驗動物攝入過多的動物蛋白質或動物脂肪，那麼試驗動物的癌症發生率會比吃植物性飼料的動物更高。動物蛋白質和脂肪都有這種作用，而植物性蛋白則效果小得多，植物中的膳食纖維還有減輕污染物作用的效果。

如果我們吃不到有機魚肉，也不能做到自己烹調，還垂涎餐館中的各種美食，那麼至少可以做到一點：控制數量。

美味的魚肉海鮮，是人生的重要享受，一生遠離它們，也是沒有必要的。這裡強調的只是不要過食魚肉葷腥，因為過猶不及，正如古代養生專家所說，過多魚肉會「傷身腐腸」。

對於不少富裕的人來說，吃動物性食品的數量已經偏高了，特別是肉類的消費量，已經超過世界平均水準。許多家庭頓頓離不開魚肉海鮮，宴席上更是葷素比例嚴重失調。

每天平均攝入 40～75g 肉和 40～75g 魚，屬於合理的範圍。如果每週只去餐館吃 1～2 次，每天只吃 50g 肉或 100g 魚，或者一次吃得多一些，但一週中每天的平均值並不過量，那麼，即便葷食中存在污染，由於數量有限，也不至於給人體帶來太大危害。這樣做，同時也就減少了過食魚肉海鮮所帶來的癌症、心臟病、痛風、脂肪肝等疾病的危險，豈不是一舉兩得，美食與健康兼顧嗎！

7 節日期間，小心吃出病來。

Secrets from the kitchen

　　節日享受美食，特別要注意把自家廚房的食品安全和餐桌的營養平衡管好，避免食物帶來麻煩。

　　春節團聚即將到來，除了親友歡聚的幸福，各種美食饕餮也是春節的永恆主題。不過，如果不注意控制風險，春節期間也容易發生各種飲食健康相關的麻煩，給歡樂的節日帶來麻煩和痛苦。

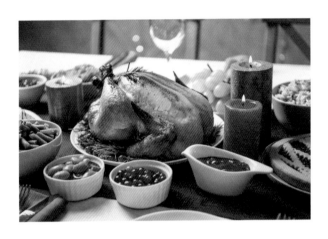

　　家庭食品安全管理的話題，雖說是老生常談，但很多家庭仍然屢屢中招，不可不防。不要以為在家裡的廚房就是安全的，不要以為食品安全風險只存在於工業產品食品當中！只有做好風險防範，才能讓溫馨的節日真正享有幸福和歡樂。

**　　總結一下，節日期間的飲食健康風險包括以下幾個方面：**

1. 來自剩菜的細菌性食物中毒。

　　親朋共聚，烹調的菜餚很多，進餐時聊天喝酒，花費時間長，而且常常一餐吃不完。這時候食物已經在室溫下放置了兩三個小時了，非常容易滋生大量細菌。即便開始只是污染少量致病菌，經過幾小時的室溫

放置之後，也容易大量繁殖。

多數人都知道，蔬菜是不應反復加熱的，需要及時吃掉。而蔬菜本來熱量較低，大家多吃幾口，也容易吃光。但是，魚肉類硬菜數量稍多，就難免會剩下。

而在葷食剩菜當中，又以海鮮河鮮類食物風險較大。為了追求口感鮮嫩，海鮮河鮮類食物一般不會長時間加熱，而是急火快炒，或者短時間蒸製，食物的中心溫度常常達不到徹底殺滅微生物、滅活其產生的毒素的效果。這類食物容易被水中的致病微生物污染，而這些微生物往往相當擅長耐受冰箱的低溫，所以在變成剩菜之後，再次食用時如果不能充分加熱，食品安全風險更大。

特別值得注意的是涼拌菜餚和冷盤魚肉，因為它們通常不會加熱食用，反復食用剩菜時，特別容易發生微生物超標的問題。身體強壯者胃酸殺菌功能強，腸道內的 SlgA 也能消滅部分致病微生物；但體弱者和胃酸分泌不足者就容易發生細菌性食物中毒。

1　蔬菜菜餚，特別是涼拌蔬菜類菜餚，最好一次吃完。

2　冷盤需要分裝冷凍保存，每次取出一份食用，及時吃完。

3　海鮮河鮮類菜餚一次少做點，最好及時吃完。如果剩下一部分，可以用蒸汽和微波加熱的方式充分殺菌。

4　剩下的醬肉、香腸可以加蔬菜配料，翻新製作成熱菜或者炒飯，也會比較安全一些。

2. 食物在儲藏中慢慢變質。

親朋好友互相走動，肯定會互贈禮物，其中食品佔據很大比例。由於春節期間食物量極為豐富，其中部分禮物食品有可能發生變質，包括細菌超標、發黴、氧化酸敗等情況。

腐敗的食物人們通常會丟棄，但發黴和氧化的食物往往捨不得丟棄。實際上，黴菌毒素毒性極大，凡是有黴味的食品，無論是糧食、堅果還是水果，一定要及時扔掉。

氧化酸敗常常發生於堅果、油籽、油炸食品以及富含油脂的肉類加工品中，食物已經喪失營養價值，而且產生毒性的氧化酸敗產物，因此也必須扔掉。

肉類加工品、豆製品和熟食在儲藏中容易發生的情況是細菌超標，有酸味，甚至有可能會出現肉毒桿菌污染的情況。肉毒桿菌污染無法用感官察覺，但危險極大，一旦中毒，致死率很高。

1　糧食和豆類最好用不透水包裝分裝成小份，放在乾燥陰涼處保存。

2　堅果油籽類食物同樣如此，放在冷凍室中亦可。只是要注意，如冷凍或冷藏保存，取出時容易因為溫差而吸潮。建議每次取出一小包，平衡到室溫之後，再開包食用，這樣就能避免受潮。

3　肉類加工品和熟食等食物短期內不能吃掉時，最好分裝在保鮮盒中冷凍保存。

3. 食物交叉污染。

因為春節期間食物過多，人們往往發現家裡冰箱爆滿，隨便找個空就把食物塞進去，而忘記食物儲藏中需要包裝隔離，生熟分開。

1 無論冷藏室還是冷凍室，都必須分類管理，熟食物和生食物不能接觸。

2 冷凍室的下層抽屜放凍生的雞鴨魚肉，上層放冷飲、主食、熟食等可以直接入口或加熱時間較短的冷凍食物。

3 冷藏室一樣上層放剩菜，下層放生的蔬菜。

4 開封後的食物或一般熟食可以放在保鮮盒中密閉冷藏或冷凍。

5 在處理食物的時候，砧板、清洗盆、菜刀、抹布等也要儘量做到生熟分開。

4. 因食物過敏而造成身體不適。

春節時期食材豐富，外食頻繁，而且親友走動時，會吃到很多平日不常吃的東西，以及一些不知道原材料是什麼的食物。對於過敏體質的人，以及嬰幼兒來說，有可能會發生食物過敏情況。

1 在家裡客人多的時候，要注意避免親友給嬰兒吃一些不合適的食物。對免疫系統功能還不太健全的幼兒來說，家長也要密切觀察吃一些新奇品種食物之後的反應。

2 容易過敏的人去親友家做客時，要提前說明自己的身體情況和飲食禁忌，不要因為顧忌面子而給自己的身體帶來不適。

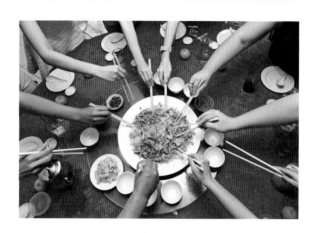

5.因暴飲暴食和營養搭配不宜造成身體不適。

同時，過量飲食、過量飲酒、大吃魚肉海鮮等食物，也容易造成急性胰腺炎、急性腸胃炎等疾病發作。對三高患者來說，還要注意控制血壓、血糖、血脂和血尿酸，預防心肌梗死、腦中風、痛風發作等突發情況。

1 日常飲食仍然不要忘記葷素搭配。

2 家人親友之間不要勸酒。

3 有三高的人，要注意根據飲食情況和生活起居來調整胰島素和其他藥物等的用量。

8 原來我曾多次遇到食物中毒！

Secrets from the kitchen

其實食品安全問題經常發生在我們身邊，而且身體感覺得到，只是日常被人們忽略了。看看下面這些案例，主人公都說：以前真的沒有意識到這種情況就是食品安全事故！您是否也有過類似的經歷呢？

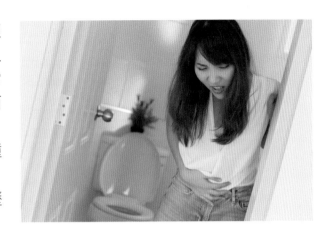

問題 1：昨天在水餃店吃了一盤豬肉餃子，餡料裡只有豬肉、冬粉和酸菜，不久後就覺得心跳很快，臉部耳後大面積泛紅，胸悶，手腳麻木，直立困難。我去看醫生，急診醫生也說不清是什麼情況，只囑咐我多喝水，就讓我回家了，這是什麼情況？

答 這種情況高度懷疑是食物中毒。因為你吃的是豬肉和酸菜餡，首先懷疑是肉餡裡的瘦肉精造成中毒，其次懷疑是酸菜裡亞硝酸鹽過多造成中毒。

從症狀上來看，不像亞硝酸鹽中毒，而更符合瘦肉精中毒的情況。瘦肉精中毒就是心跳加快、心律不齊、頭暈、胸悶、四肢麻木或震顫、站立不穩等。如果是輕度中毒，多喝水，休息一段時間，毒物代謝掉之後，就會恢復正常。如果嚴重，需要請醫生注射藥物進行治療。

假如您是皮膚和嘴唇發紫，同時有頭暈頭痛、胸悶氣短、噁心嘔吐的情況，就要首先懷疑是亞硝酸鹽中毒。

問題 2：我有一次參加宴會，吃的海魚和海蟹感覺味道不太新鮮，吃完之後就出現身體不適，皮膚發紅，頭暈噁心，四肢麻木，整個心臟都收緊好像透不過氣來一樣。這不是肉類啊，難道也是瘦肉精中毒嗎？

答 不新鮮的海鮮、河鮮和紅肉魚確實是非常危險的。除了細菌毒素之外，其中蛋白質分解可以產生過多的組織胺，導致人體發生中毒反應。組織胺引起的食物中毒症狀就是皮膚發紅，心跳加快，胸悶，頭暈，噁心，四肢麻木等，和你的症狀相當一致。

如果胃裡有不舒服，要儘快吐掉，後面症狀就會逐漸緩解。嚴重時要去醫院治療！青皮紅肉的海魚、不新鮮的蝦蟹貝類、不新鮮的蝦皮蝦米，都有可能引起這種麻煩。

問題 3：前幾天在外面吃了小龍蝦之後就感覺不舒服，上吐下瀉，身體虛弱，陣陣發冷，好像發燒了，也是食物中毒的表現嗎？

答 這就符合細菌性食物中毒的症狀啊。感覺發冷，說明你發燒了，很多細菌性食物中毒會有發燒的情況。

很多消費者覺得嘔吐拉肚子乃是家常便飯，對各種明顯的食物中毒事件居然都無所謂！致病菌和細菌毒素雖然是「純天然」的，但自古以來害死過多少人啊！你年輕體壯還好恢復，如果正好有其他疾病，或者年老體弱，很可能就會雪上加霜而送命啊！

問題 4：之前有一次吃飯，我突然感覺全身無力，呼吸不暢，頭暈暈的，好像意識模糊起來，過了好久才恢復正常，然後就不敢再繼續吃了。我想是不是對其中某個食材過敏？現在想起來，可能是食物中毒。只有我症狀比較明顯，大部分人吃了好像沒什麼事？

答 這很可能是食物中毒情況，我很難判斷是輕度的亞硝酸鹽中毒，還是肉毒桿菌中毒。前者會引起血液缺氧而導致頭暈和無力，後者是因為麻痺神經而導致頭暈和無力。當然也有其他毒素中毒的可能性。食物過敏是不會在一頓飯的短時間內馬上恢復正常的。

不過，每個人體質不同，對這些有毒物質的敏感性差異很大。不能因為有人沒有發生中毒反應，就不認為這屬於食品安全事件。如果你比較敏感，那麼以後就要更加小心，避免食用任何不新鮮的食物。一般來說，體弱或胃腸不好的人，可能反應更大一些。

問題 5：有一次，我吃炒黃花菜，是沒有曬乾過的，那種新鮮的黃花菜，不久之後就感覺噁心，嗓子發乾，肚子難受，手腳麻木，過了兩三個小時才恢復正常，這個也是中毒的症狀吧？

答 是的，鮮黃花菜裡含有秋水仙鹼，它是一種藥物，能夠在人體內代謝成有毒物質。不過它的主要症狀是腹痛、腹瀉、咽喉發乾等。買來新鮮的黃花菜不要直接炒製，

有三種方式能降低秋水仙鹼的含量：

1. 先在室溫的 10％鹽水裡泡半小時，秋水仙鹼的含量可下降 50％以上，泡 1 小時下降 65％以上。
2. 加鹽浸泡黃花菜 1 小時以上。
3. 在沸水中焯燙 1～2 分鐘，再浸泡 1～2 小時，使大部分秋水仙鹼溶出到浸泡水中。

當然，這些處理也都會大幅度降低黃花菜中的水溶性維生素含量，但畢竟保證食品安全是最重要的。目前市場上有些黃花菜經過預處理，已經降低了秋水仙鹼含量，買回家之後只需先焯燙處理，然後再炒熟吃，每次少吃點，就可以避免中毒了。

9 「輕食」中的安全隱患。

Secrets from the kitchen

最近，「輕食主義」在大城市當中日益熱門起來。

什麼是「輕食」？

「輕食」（lightmeal）這個詞彙，原本是指食物的分量比較小，到不了一頓正餐的數量，而順序也比較簡單，沒有使用很多碗盤的簡單進食，而且常常是在非正餐的時間，尤其不是晚飯時。

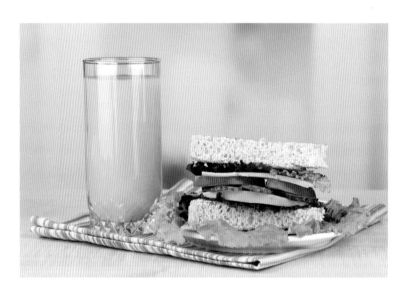

在人們略有點餓，但又不打算吃正餐的情況下，吃個三明治外加一小盤蔬菜沙拉，喝點下午茶、果汁配些點心，都是輕食的常見操作方法。

按定義來説，輕食不拘中西。中餐完全不缺乏輕食的案例，比如中國廣東的早茶，北方的一小盤煎餃或鍋貼加一小盤涼拌菜，兩個小包子配豆漿，一小碗皮蛋瘦肉粥加一小盤蔬菜，都是輕食的方式。薑牛奶、榴槤班戟之類的港式甜品輕食深受女生喜愛，而日式的紫菜飯卷也因為形象漂亮、分量小、口味清淡，受到很多年輕人的追捧。

不過，傳統的輕食並沒有考慮健康要求。近年來，由於年輕人日益重視健康，蔬菜沙拉成為了很多輕食店裡的核心內容，食物多樣化、每一種食物分量很小，成為了一種特色。

同時，在這類健康輕食當中，各項料理也都注重少油、低糖、低鹽的健康烹調理念，讓人們感覺到新鮮、清爽，吃完了之後既不會昏昏欲睡，腸胃也沒有沉重的負擔。

很多年輕人把蔬菜沙拉和水果等輕食當成午餐，熱量攝入低於正常一餐，正常成年人根本吃不飽。這既滿足了很多女生減肥瘦身時熱衷的低熱量低脂高纖維膳食需求，同時又顯得自己理念先進，時尚感強。

相比捧著一盤沙拉或日式飯卷而言，吃傳統中式小吃，就顯得十分落伍。但是，輕食在有時尚健康招牌的同時，也存在不少的食品安全風險點，注重健康的食客們不可不防，製作的餐廳也必須高度謹慎，嚴格執行衛生標準。

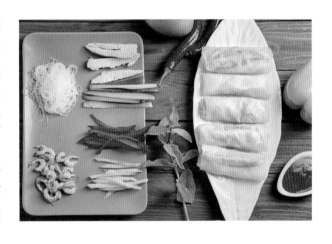

風險 1：沙拉存在致病菌加速繁殖的隱患。

製作沙拉是不需要加熱殺菌的。沙拉中拌入的生魚片，甚至生的牛肉，還有煮熟切開一段時間的雞蛋，切碎後放了一兩個小時的乳酪塊，等等，它們都是帶菌的。生的蔬果食物即便仔細地洗過，本身也不是無菌的。各種食材表面帶菌，而切菜、裝盤時菜刀、砧板、餐盤、工作人員的手和衣服等，都是污染來源。

在吃的過程當中，一直都是二十多度的環境溫度，加上食物中含有

多種營養成分，適宜各種致病菌的繁殖。如果用餐時間比較長，那麼吃東西的過程也是細菌病毒繁殖的機會。這些以指數速度繁殖的微生物，2 小時之後的數目就會上升兩三個數量級甚至更多。

正因如此，由於吃沙拉而導致食物中毒的事情在歐美國家屢見不鮮。除了諾羅病毒多次佔據國際食品安全新聞榜單，還有多種致病菌經常掀起風浪。NBA 勇士隊的臨時主教練邁克·布朗就因吃沙拉而出現食物中毒的症狀，幸好他體質很強，迅速恢復，否則就可能因為這事影響比賽。

相比而言，在中式涼拌菜（其實就是中式沙拉）製作時，人們往往會加入醋和蒜泥來調味，在一定程度上，起到了抑制和殺死微生物的安全效果。這是因為大部分微生物在醋的酸性條件下難以繁殖，而大蒜素又具有相當強的殺菌能力。如果不是這樣調味，餐館夏季出售的涼菜冷盤是相當令人擔心的，因為很多餐館都沒有把提前做好的涼菜放在規定的冷藏溫度下保存，細菌超標的情況屢見不鮮。

風險 2：蔬菜原料可能有寄生蟲卵和其他污染物。

雖然輕食餐廳都以「有機蔬菜」為招牌，但有機產品、「農家自種」的生產過程中，絕不意味著沒有食品安全隱患。

有機產品在種植過程中要求不使用人工合成的各種化學物質，卻不可能防住所有寄生蟲和致病菌。比如說，用人畜排泄物來給農作物施肥，那麼如果前面的發酵腐熟沒有處理好，就可能存在把多種寄生蟲引入食品的危險。這些小蟲卵可是「純天然」的，它們在人的腸道當中發育為成蟲，靠吸收人體的營養而存活，想想是不是相當恐怖？

此外，一些動物排泄物和塘泥（水塘、河底的淤泥）用作肥料時，還存在著重金屬超標的危險，因為它們不像化肥那樣有嚴格的生產管理和產品檢測。如果在生產有機食品時隨意使用，有可能帶來砷、鉛等有害金屬元素過量的問題。

所以，有機食品生產也需要非常嚴格的安全管理，烹調處理時也需要認真清洗，並非像某些人描述的那樣，可以摘下來就隨意放入口中食用。過去人們發生細菌性食物中毒拉肚子都不當回事，孩子們肚子裡滿是蛔蟲的狀態更是平常，別以為幾十年前就是食品安全天堂。

風險 3：冷藏的食物會害怕嗜冷菌繁殖的隱患。

餐廳裡出售的一些生菜卷、三明治、帕尼尼之類方便攜帶的西餐輕食，以及飯卷、壽司之類日式輕食，做好之後不太可能馬上吃掉，因為必須有一定量的儲藏，才能在客人落座後不久就端上來。否則等你到了店裡再開始製作，根本就來不及。但是，這些製作好之後在冷藏櫃裡存放了幾小時的產品，有很大的風險被嗜冷菌污染。

這是因為，有一部分細菌比較怕冷，一旦放在 2～6℃的冰箱裡，它們就龜縮不動了，雖然不會死掉，但是繁殖緩慢，而且不再有能力產生各種毒素。但是，另一些微生物則非常耐寒，它們在冰箱溫度下生命力仍然頑強，繼續繁殖。比如令食品界相當頭痛的單核增生李斯特菌、副溶血弧菌之類，都是耐冷的致病菌。各種沙拉、水產品、肉製品、乳製品等都是它們喜歡乘虛而入的食物。

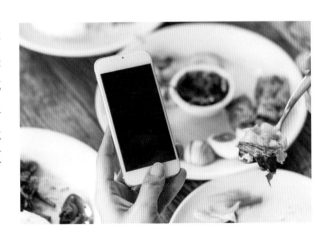

此外，各種現製、鮮榨飲料存在細菌污染隱患，食客們通常不洗手就抓取食品，或者只是簡單地用濕巾擦擦，擦過之後又翻看菜譜，玩手機，這些都是食品衛生隱患。

即便不出門吃輕食，只是在家裡煮點速凍餃子、速凍餛飩，或蒸幾個速凍小包子，享用一下「中式輕食」，也並非沒有安全隱患。

2012 年，速凍食品連連爆出含有金黃色葡萄球菌的新聞，弄得人們對速凍食品擔驚受怕。這件事情在某種意義上令人高興，因為通過「金葡菌」這個詞彙，消費者終於認識到，原來食品安全問題不僅僅是食品摻假問題和添加劑濫用問題，還有致病細菌的問題。

金黃色葡萄球菌廣泛存在於自然界當中，人體和食物中都常見它的蹤跡。它本身不耐高溫烹調，但麻煩在於，它會產生很厲害的細菌毒素，其中「毒素 A」最為臭名昭著。這種毒素耐熱性非常好，煮沸 10 分鐘也難以破壞，在古今中外引起過不計其數的食物中毒事件。

要想避免這種麻煩，就要在生產全過程當中進行控制：

① 要避免金黃色葡萄球菌的源頭污染。
② 要把這些菌的數量嚴格控制住，讓毒素的產量少到不能引起實質性危害的水準。
③ 要想方設法讓細菌得不到好的環境條件，比如保持在低溫、冷凍條件下，讓細菌沒有「精力」來產毒。

速凍餃子之類的帶餡食品，本身是未經烹調的生食物，它材料很多，既有魚肉類配料，也有蔬菜類配料，還有糧食類配料，各種原料中所帶的菌都可能彙聚一處，互相交流；清洗、切分、混合、包製過程中，溫度都在室溫，不可能全在冷藏條件下進行，又給細菌的繁殖提供了機會。生產線上工人的個人衛生和機械設備的清潔程度，也是控制致病菌來源的環節。

所以，對待這類食品，一定要和對待生魚生肉一樣，無論是在冰箱的冷凍室裡，還是在砧板上，都不可以和熟食品放在一起，吃之前要徹底煮熟殺菌。

總之，千萬年以來，微生物造成的麻煩，包括細菌總數過多造成食品的腐敗，致病菌超標問題，細菌和黴菌產生的毒素，一直都是食品安全事業當中最重要的關注點。它們引起的死亡和疾病真是數不勝數，即

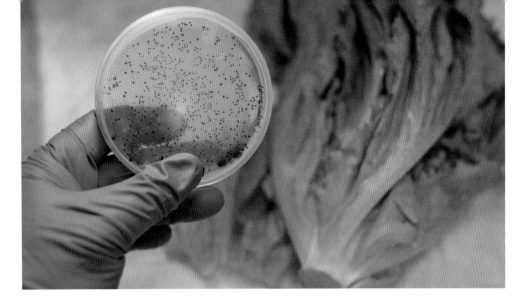

便在發達國家，每年死在致病菌或微生物毒素上的消費者仍然數以千計。

那麼，為何在西方國家，人們那麼關注各種致病菌，而東方人卻關注得比較少呢？其實還是因為老祖宗給我們留下的一個食品安全習慣：什麼東西都要煮熟吃，連水都要喝燒開過的。中式飲食講究飯菜都是剛剛烹調之後熱呼呼上桌的，而不是吃在冰箱裡放了好幾個小時的剩菜剩飯。

然後，我們還是回到輕食這個話題上來。願意多吃點新鮮蔬果和雜糧薯類，少吃油膩食物，這當然是好事。不過，首先要選擇食品安全可信任的餐廳，在點菜之後，就把自己的手洗乾淨，不要隨便再抓菜譜、玩手機；用餐的時候專心致志，細嚼慢嚥，進餐時間不要太長，注意觀察食物的狀態和氣味。

如果您本人有慢性胃腸炎症，胃酸過少，或身體偏弱，容易腹瀉，胃堵腹脹，那麼説明您對食物中致病菌的抵抗力很可能比較差。在吃沙拉、三明治之類冷食的時候，一定要做好心理準備，少吃一點，吃的時候不要喝大杯蔬果汁和冷飲。若出現胃堵胃脹、腹痛腹瀉的情況，趕緊就醫，並告知醫生自己的飲食內容。

10 如何安全處理剩菜？

Secrets from the kitchen

　　家家都難免剩菜，食之心驚，棄之肉痛。孩子不肯吃，父母收盤子也很糾結。

剩菜還能吃嗎？

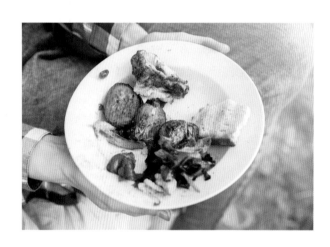

很多人聽聞剩菜不能隔夜，會有毒；還有人聽說剩菜營養素會嚴重損失，吃也無益。事實上，剩菜是否能吃，要看剩的是什麼，剩了多久，在什麼條件下儲藏，重新加熱是什麼條件，實在沒法用一句話來概括是否能吃的問題。

　　先要把剩菜分成兩類：蔬菜，以及魚、肉和豆製品。

　　其中說隔夜可能產生有害物質的，是蔬菜。因為蔬菜中含有較高水準的亞硝酸鹽，在存放過程中因細菌活動可能逐漸轉變成有毒的亞硝酸鹽。不過，如果僅僅是在冰箱中放一夜，這種亞硝酸鹽的上升還遠遠到不了引起食品安全事故的程度。但無論如何，蔬菜是不建議剩 24 小時以上的，涼拌菜就更要小心。

　　魚、肉和豆製品只有微生物繁殖的問題，亞硝酸鹽的問題基本上無

須考慮。魚、肉和豆製品相比，豆製品更容易腐敗。它們的共同麻煩是可能繁殖危險致病菌，比如恐怖的肉毒桿菌。這種菌能產生世上第一毒「肉毒桿菌」，毒性比氰化鉀還要大得多。毒素在 100℃以上加熱幾分鐘能夠被破壞，但如果沒有熱透，是非常危險的。

還要注意的是，無論是哪一類食品，在室溫下放的時間越長，放入冰箱中的時間越晚，微生物的「基數」就越大，存放之後就越不安全。

進入冰箱之後，降溫的速度也很重要。如果冰箱裡東西太滿，製冷效果不足，或者菜餚的塊頭太大，冷氣傳入速度慢，放入的菜很久都難以把溫度降下來，那麼也會帶來安全隱患。

保存剩菜的對策。

首先就是提前分裝。明知道這一餐吃不完，就應當在出鍋時分裝到不同的盤子裡，其中一份稍微涼下來之後就放入冰箱，這樣菜中細菌的「基數」很低，第二天甚至第三天，熱透了再吃，都沒有問題。

如果已經在外面放了兩三個小時，大家又用筷子踴躍翻動過了，保質期就會縮短。這時候要注意，把它鋪平一點，放在冰箱下層的最裡面，讓它儘快地冷卻到冷藏室的溫度。放到第二餐是可以的，但一定要徹底加熱。所謂徹底加熱，就是把菜整體加熱到 100℃，保持沸騰 3 分鐘以上。如果肉塊比較大，一定要煮、蒸時間長一些，或者把肉塊切碎，再重新加熱。

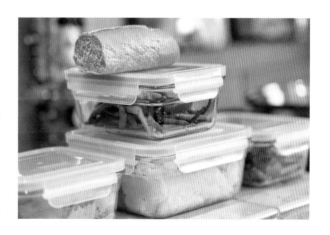

用微波爐加熱剩食物是個不錯的方法，它可以令食物內部得到充分加熱。但家庭中，往往控制不好微波加熱的時間，還

容易發生食物飛濺到微波爐內部的麻煩。可以考慮先用微波爐加熱一兩分鐘，令食物內部溫度上升，然後再用鍋加熱，或者再放入蒸鍋蒸，就比較容易熱透。對於不希望有太多湯水的剩菜，可以用蒸或水煮的方法來加熱。

相比於肉類來說，豆製品更容易腐敗，因此加熱時也要更加在意。多煮幾分鐘並不用可惜，因為豆腐中的維生素含量甚低，而它所富含的蛋白質和鈣、鎂等是不怕熱的，加熱不會明顯降低營養價值。蔬菜則不適合長時間的加熱，可以考慮用蒸鍋來蒸，傳熱效果比用鍋直接加熱更好，且營養素損失較少。

需要高度注意的是，菜千萬不要反復多次地加熱。如果知道魚肉第二餐還吃不完，就只加熱一半，剩下的部分仍然放回冰箱深處。甚至有些熟食、豆製品可以直接分小盒凍到冷凍室裡面。

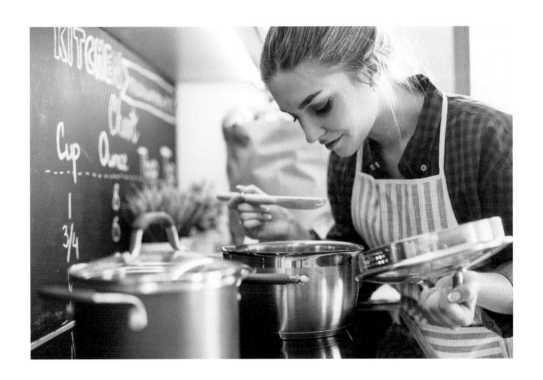

吃新菜的時候，人們都很踴躍，但一次一次吃同樣的菜，顯然令人不愉快。很多家庭當中，主婦就是因為吃剩菜剩飯而體重上升，失去苗條的體態，因為老公和孩子對剩菜不屑一顧。其實，除了蔬菜之外，魚肉類食品剩菜翻新並不難，無非就是改刀、加配料、改調味這三大技術。

比如說，剩了一些大塊的肉類，單做一道菜嫌少，就可以把它切成小片，配上一些香味的蔬菜，做成蔬菜炒肉片。比如加香菜、洋蔥、芹菜之類，可以讓炒肉片變得香噴噴的又引誘食慾，家人肯定會當新菜一樣表示歡迎。又比如說，原來是紅燒味道的肉，現在可以考慮加點咖哩粉，配點馬鈴薯胡蘿蔔，改造成咖哩風味。還可以把剩菜改造成湯，比如剩排骨加蔬菜和掛麵，做成蔬菜排骨湯麵；剩番茄炒蛋加番茄、木耳和麵疙瘩，改造成番茄味疙瘩湯之類。

這樣，剩菜不會浪費，重新加熱時煮得足夠「透」，安全得到保障，家人吃起來也很愉快。

總之，雖然不剩菜是我們的理想目標，但對於動物性食品，特別是肉類來說，煮一次吃兩三頓是常見情況。只要烹飪之後立刻分裝保存，第二餐再合理加熱利用，就能安全地與剩菜和平相處。

11 蒸鍋水、千滾水、隔夜茶有毒？

Secrets from the kitchen

　　隔夜菜、隔夜銀耳的事情，前面的文章中都解釋過了。但是不少朋友還關心，蒸鍋水、千滾水[2]等久沸的水，還有隔夜茶，也會對健康有害嗎？會含有大量的亞硝酸鹽嗎？

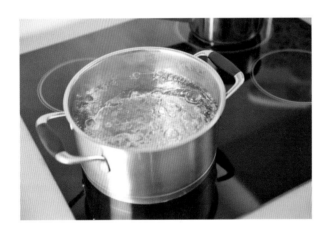

　　先來說說蒸鍋水和千沸水。答案是：不一定含有那麼多亞硝酸鹽。為什麼呢？

　　水裡的亞硝酸鹽是從哪兒來的？通常是來自於硝酸鹽。如果水中含有高水準的硝酸鹽，那麼在煮沸加熱條件下，可能部分轉變成亞硝酸鹽。也就是說，只有水中硝酸鹽濃度原來就比較高的時候，才會發生久沸後亞硝酸鹽增加這種情況。

　　同時，水經過長時間的加熱，發生濃縮，於是水中的亞硝酸鹽含量也就會明顯上升。不過，這要看水裡的硝酸鹽基礎有多高了。如果水質本來就合格，硝酸鹽含量很少，那麼它煮沸之後所能產生的亞硝酸鹽也就會很少，即便上升兩三倍，也不至於達到有毒的程度。

---

2 在爐上沸騰了一夜或很長時間的水，還有電熱水器中反復煮沸的水。

亞硝酸鹽含氮，氮元素不會憑空產生—化學元素不會憑空產生，也不會因為加熱而增加或減少，這個基本原理可不能忘記啊！

蒸鍋水裡到底有沒有那麼多硝酸鹽呢？

蒸鍋水是否有那麼多亞硝酸鹽，要看蒸了什麼東西。如果多次蒸食物，食物中的硝酸鹽和亞硝酸鹽可能隨著蒸菜水流入鍋中，再經過加熱和濃縮，的確是會升高亞硝酸鹽含量的。如果是微火隔水蒸，食材中的成分不能進入蒸鍋水中，水分蒸發也少，那麼蒸鍋水中的亞硝酸鹽含量並不至於升高到有毒的程度。

放很久的開水是否能飲用？

是否適合飲用，要看水裡有沒有過多的有機物和含氮物。如果有機物和含氮物污染比較高，那麼細菌就容易在其中繁殖，帶來食品安全風險。如果水的品質很好，沒有這些東西，細菌就繁殖不起來—沒有營養來供應它的繁殖，細菌也會因「饑餓」而難以生長繁殖。

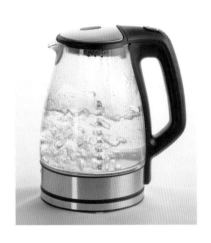

久放的茶能喝嗎？

相比而言，茶水是含有一些營養成分的，因為葉子中的成分溶出到水中，給細菌的繁殖創造了條件。所以在室溫久放之後，就可以出現細菌超標的情況。無論亞硝酸鹽含量是否超標，都不建議飲用。這件事情和是否過夜關係不大，而與存放時間關係比較大。夏日的白天，茶水在桌上放五六個小時，其安全性也是令人擔心的。

茶葉中含有一些不太耐熱的茶多糖，具有一定的保健功效。如果用溫水來浸泡茶葉，然後把它蓋上蓋子放在冰箱裡，就可以長時間地提取茶多糖，儲存過夜也沒關係。第二天早上取出來，和剛剛泡好的熱茶混在一起，使其最終溫度不超過 60℃，然後就可以飲用了。這樣既能避免多糖類物質受熱降解，又能避免室溫久放引起食品安全問題。

12 吃外食如何保證安全？

Secrets from the kitchen

　　在外用餐，買外賣，買半成品，能讓人省去在熱烘烘的廚房裡做飯的麻煩。但是，吃完之後，很多人總有點不放心。

　　經常有朋友問這樣一個問題：在外用餐，買外面的東西，什麼方法能快速準確地鑑別地溝油，怎麼知道所用食材是否新鮮？我怎麼都吃不出來呢？怎樣才能遠離這些麻煩呢？

這是個好難回答的問題，我們分幾方面來說吧：

1. 有關烹調油的品質。

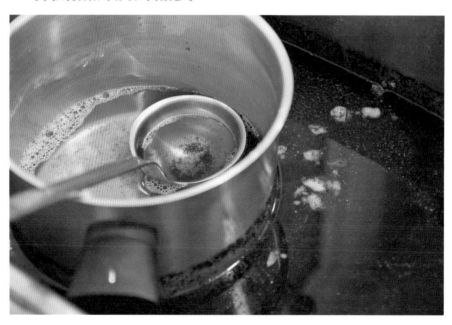

「快速準確地鑒別出地溝油」這件事實在很難做到。檢測專家研討過很多輪了，沒能解決這個問題，為什麼呢？

其實，單純的從地溝裡撈出來的廢棄油、泔水桶裡分離的油，或者是長時間煎炸產生的老油，當然很容易鑒別出它們不合格。看外觀、聞味道都知道不是新鮮油脂了，水分、酸價等常見指標也不可能合格。

即便對它們進行脫酸、脫色、脫臭、脫水乾燥，去掉雜質，仍然能夠用一些簡單的指標發現它們不合格，比如折射率、黏度、極性值、電導率等。

例如，新鮮純淨油脂本來導電性較差，極性值很低。在家裡反復加熱幾次，油脂的極性值和電導率都會上升。國外研究發現，這種極性值高的油可能對胃腸疾病、高血壓等多種疾病都有促進作用，吃餐館裡那些過油的菜餚，理論上也是一樣的效果。當然，用這個方法只能鑒別出來油脂是否新鮮，是否經過反復加熱，不能鑒別出是從哪裡撈出來的。

但是麻煩在於兩件事。

首先，如果把這些經過處理的廢棄油兌到合格的新鮮油當中，只兌5%，這還真是很難鑒別出來。因為 5%的指標變化往往還在合格範圍當中。

再來，專家們至今沒有發現，從地溝裡撈出的油含有什麼和其他不合格的油不一樣的特徵物質，比如和反復煎炸的油相比，比如和放了很久氧化變質的油相比。

其實，專家們也想了很多辦法來對付這些只兌了少量壞油的摻假油類產品。

比如說，反復油炸魚肉，給肉絲、肉片、蝦仁之類食物過油之後，

本來不含有膽固醇的植物油，會溶解動物性食品中的膽固醇。這樣，即便只在新鮮油裡面兌入 5%用過的煎炸油，一測定也會發現其中含有膽固醇。但這個只能鑒別出新鮮植物油中有沒有兌入炸過魚肉類食物的油，而不能鑒別是不是兌入了從地溝裡撈出來的油。

又比如說，炸雞的油如果不倒進地溝裡，只是一遍又一遍地重複使用，它所產生的有害物質就很多，包括熱氧化聚合反應產生的苯並芘等多環芳烴致癌物。如果把它兌到新鮮油裡，多環芳烴類物質的含量就會驟然升高，因為它們在新鮮油脂裡的含量本來微乎其微。

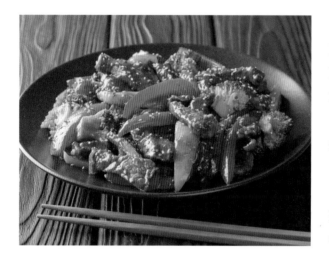

問題在於，膽固醇也好，多環芳烴類致癌物也好，到底是來自火鍋、菜湯裡撈出來的「老油」？曾經給宮保肉丁、魚香肉絲中的肉丁、肉絲過油用的餐館炒菜油？給地三鮮中的馬鈴薯、青椒、茄子過油的家庭炒菜油？還是從地溝裡撈出來的油？

連專家都沒有解決的事情，我們靠眼睛和舌頭，自然更不能解決。

不過，糾結這些壞油是從哪裡來的？有沒有去過地溝？一點意義都沒有。只要油脂已經受熱發生化學變化，到一定程度之後，都是嚴重有害健康的。即便把水分、雜質、顏色、味道去掉，也去不掉其中的熱解產物、水解產物、環化產物、氧化聚合產物，包括苯並芘之類的致癌物。

如果要求不那麼精確，不考慮是從地溝裡來的，還是炸過油條、油餅、麻花的，還是餐館反復給半成品菜餚過油用的，劣質油脂的鑒別方

法還是可以有的。我們需要瞭解的就是：面前的這盤菜，它所用的油到底是不是壞油呢？到底是否適合人類食用呢？是否會威脅到我們的健康呢？

至少我們能夠鑑別出來，做菜的油是否已經明顯不新鮮，或者加熱時間太久，不適合人類食用了。

1. 嚐嚐菜的口感。

新鮮合格的液體植物油是滑爽而容易流動的，即便放的油多，也絕無油膩之感。在水裡涮一下，比較容易把油涮掉。反復加熱使用的劣質油，因為已經發生氧化聚合，分子量增大，黏度上升，口感黏而膩，吃起來沒有清爽感，甚至在熱水中都很難涮掉。

如果是動物脂肪（豬油之類），雖然室溫下是半固體，吃起來有點黏，但它們在 30～50℃ 就會變成液態，在熱水裡就能涮掉。黏膩的壞油卻是熱水也涮不掉的。用這一點，可以鑑別是豬油、牛油帶來的黏膩，還是壞油帶來的黏膩。

2. 看看菜的顏色。

如果油脂經過長時間加熱，已經氧化聚合，不僅會變黏，還會發生折光性的變化。如果菜的表面看起來比正常情況更明亮，明晃晃的，那就要警惕了。

3. 聞聞菜的味道。

新鮮的精煉油沒有明顯的味道，沒有精煉的油則有它本身特殊的味道。如果一道蔬菜中沒有魚肉類配料，卻帶有葷菜的味道，那就說明油脂是多次加熱過的，不是新油了。如果菜裡有不新鮮油脂的味道，比如老油味，那就更說明油的品質不佳。

4. 冷卻之後的變化。

人們都知道，多數植物油在室溫下是液體狀態的。如果是用豆油、

花生油、稻米油、菜籽油、玉米油、葵花籽油等新鮮植物油烹調的菜餚，那麼油在室溫下冷卻後，還是液體的。只有可可脂、椰子油等有可能在 20℃的室溫下呈現固體狀態。夏天的溫度超過 25℃，連椰子油和棕櫚油也是呈現液態的。

把菜餚打包回家，再在室溫下打開，如果油脂已經凝固或半凝固，說明油脂的飽和度比較高，或者反式脂肪酸含量高，或者是油脂熱聚合產物多，很可能是反復使用的油。一方面，這些油在炸肉、炸魚之後摻入了動物脂肪，使飽和脂肪增加；另一方面，是因為加熱造成氧化聚合和反式異構化，也會導致凝固點上升，油就容易凝固了。

2. 如何遠離劣質食材？

食材的新鮮度需要我們自己有經驗，知道新鮮的食材是什麼味道。常見的情況是蔬菜新鮮度降低、豆腐發酸變味，魚類存放太久肉質過爛過硬或有腥味，肉類久存有不新鮮的氧化味道……等等。

為了儘量縮短客人等待的時間，餐館的多數食材都要提前處理，做成半成品，大部分食材不會在客人點菜時才開始處理，非常容易繁殖過多細菌。特別是夏天，要仔細品嘗一下，高度警惕豆腐變酸，以及涼拌菜變味的情況。涼拌菜尤其要小心，因為它們沒有經過加熱殺菌，細菌繁殖之後風險很大。

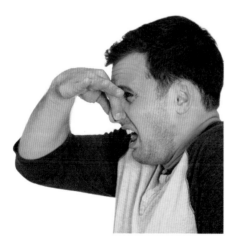

對於各種零食和自製飲料，也要提高警惕。比如說，如果使用了陳年的黃豆，打出來的豆漿會有不新鮮的風味；又比如說，很多餐館在客人落座時就上一碟花生、瓜子之類，卻往往是已經很不新鮮的，這樣油脂已經

氧化的食物，吃下去有害健康，還是不吃為妙。

3. 調味品及油炸陰謀論。

調味品也有很大風險是偽劣產品。比如點心、涼菜或蘸料裡加入了已經氧化酸敗的花生、花生碎或芝麻醬，就能吃出來哈喇味[3]。我經常在餐館中吃到劣質的醋和醬油，一嘗就知道不是純釀造產品，甚至不是合格產品，口感非常差。吃慣了優質釀造調味品的人，一口就能嘗出來，因為造假是沒法達到優質品的風味、鮮味和口感的。

做個吃貨，就是半個美食家，要對食材的原來風味口感有充分瞭解。為什麼麻辣味、香辣味的食品特別受歡迎？為什麼各種超重口味的食品大行其道？一則迎合了人們追求刺激的本性，二則可以利用濃重的調料味來掩蓋低品質原料的真相，從而降低原料成本，用低價格來打開市場。所以，越是吃味道濃重的食品，越要非常認真地品味其中的本味，避免被劣質原料傷害。

一些餐館善於用低價原料來替換高價原料，要小心鑒別。我曾去餐館吃孜然羊肉這道菜，吃了一口，就發現根本不是羊肉，好像是鴨肉。因為就算是放了很多孜然，羊肉的味道和口感，也是沒法用其他肉來模擬的。而鴨肉的口感，也不會因為加入調料就變成羊肉。同樣，優質的牛肉，沒法用老牛肉通過加入嫩肉粉之類模擬出來。嫩化處理之後肉有點軟，但肉絲感沒有了，吃牛肉比吃雞肉質地還要軟，豈不是很假。

通常，**調味比較清淡、烹調比較低溫的食物，很難用劣質產品來糊弄人**。比如說，清蒸魚只能用剛殺的魚來做，而乾燒魚、油炸魚就可以不用鮮魚來做，用冷凍多日的魚也沒問題。清炒蔬菜如果用不新鮮的油來做，很容易被顧客察覺；而加幾片五花肉和大量辣椒的乾鍋蔬菜，用

---

3 脂肪含量高的食物，放置時間久了產生的一種又苦又麻、刺鼻難聞的味道。

油炸多次的油來做，都不太容易吃出來。又比如説，在吃辣子雞丁、回鍋肉等菜的時候，常常會發現肉片或肉丁經過油炸已經基本變乾，甚至發脆。這樣的肉，未必是新鮮的肉，有可能是因為缺乏香味、甚至有異味，特意深度油炸，讓它產生焦香，掩蓋異味。

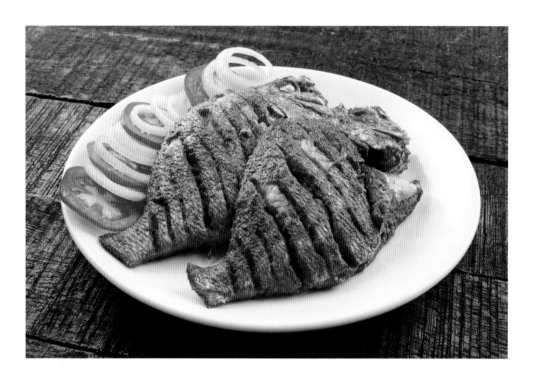

　　不過，對於經驗不足、舌頭不靈、不夠有耐心的人來説，只要烹調方式足夠濃味，加的鹽、辣椒和其他調料足夠多，就容易被蒙蔽。如果又追求菜餚價格便宜，又想要油脂、食材和調味品全都新鮮優質，難度也非常大。若真想吃新鮮食物，又不想自己做，那就只能點那些味道比較清淡的菜餚，什麼煎炸、乾燒、乾鍋、回鍋、燒烤、熏烤之類，都不要點。

給大家 3 個建議：

1 保留證據。

去餐館吃飯要保留發票，至少是收據，以便出了任何問題之後有證據可查。每年夏天都有很多消費者因為在外用餐而發生細菌性食物中毒，上吐下瀉，腹痛發燒，少則一天，多則三天，讓人痛苦不堪。不要小看這「拉肚子」的事，這就是食品安全事件！

2 表明抗議。

如果發現餐館的食物品質有問題，即便結帳之後，也要當面和店家說明你的意見。回去之後，要在網上做評價，廣而告之，讓不注重食品安全的餐館受到壓力，吸取教訓！如果大家都保持沉默，或者只是私下嘀咕，就是對劣質產品和無良店家的縱容。

3 及時舉報。

如果在外用餐之後有身體不適，一起用餐的人也有同樣的不適反應，就說明很大可能是外面餐館的食物引起的，建議直接打衛生局的投訴電話。

只有消費者監督，才能讓餐館有自律的動力，我們在外飲食也才能更加安全！

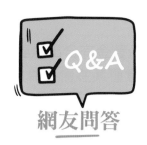

網友問答

//@ ＿禮：請問磨好的芝麻、核桃這種食品要怎麼保存？需要放進冰箱嗎？

范老師：芝麻、核桃磨粉/製醬後如果沒有加水，也不會受潮，那麼室溫下放一週是可以的。如果想放得再久一些，建議用隔水包裝包上放入冷藏室，延緩氧化變質速度。但只是延緩，不能完全避免，氣味會逐漸變得不新鮮，所以建議一個月內吃完。

//@ 4 小米：茶葉不宜放入冰箱？難道茶葉（如綠茶等）就等著它內含的茶多酚氧化？

范老師：在乾燥狀態下，茶多酚不會在幾天或十幾天中嚴重氧化。放入冰箱當然可以，但必須嚴格密封。我文中所説，是在沒有密封的情況下，放入冰箱會吸潮變質變味。

//@ 垚垚 POT 回圈：米飯如果中午做得比較多，室溫下放到晚上吃可以嗎？

范老師：天涼的時候可以，夏天不可。

//@ 宅五十：昨天自己做的湯菜，做好就放入了保鮮盒，感覺在空調房中就沒放入冰箱，下午吃也沒有用微波爐加熱，吃了之後就發生了輕微腹瀉，裡面有豆腐估計影響很大，自己做的尚且如此，食品真的不能大意。

范老師：是這樣的，自家做的也要小心，細菌們可不認識我們是誰哦。夏天所有剩菜剩飯都必須加熱殺菌後再食用。

//@ wwmmjjj：請問范老師，頭一天晚上做好飯不動，放到冰箱裡，第二天中午再吃會影響健康嗎？擔心亞硝酸鹽產生和維生素流失的問題。

范老師：沒有關係的，做好不動，馬上放入冰箱冷藏，不會帶來亞硝酸鹽過量的問題。至於維生素損失不可避免，畢竟是加熱了兩次。不過，畢竟還能保留一部分，如果食材能豐富些，也能補回來。或者直接加一粒複合維生素片就好啦，不必太擔心。

//@ ING 野蠻生長 ING：剛炒出來的菜是直接趁熱裝入保鮮盒放入冰箱，還是涼透後再放？

范老師：前者最好，只是對保鮮盒品質要求高。因為會產生負壓，盒蓋凹下，難以打開，雜菌難以進入，安全性高。開蓋時需要在縫隙處撬一下，或者加溫消除負壓，不要用蠻力。當然，後者也不會出什麼安全事故，只是保質期短點。

國家圖書館出版品預行編目（CIP）資料

什麼?我的廚房有毒!. 二：自己煮飯的健康風險更大?／范志紅
著. -- 初版. -- 新北市：大喜文化，2019.10
　　面；　公分
ISBN 978-986-97879-5-6（平裝）

1.食品衛生 2.健康飲食

412.25   108013503

呷健康 10

什麼？我的廚房有毒！（二）：
自己煮飯的健康風險更大?

作　　者／范志紅
編　　輯／蔡昇峰
發 行 人／梁崇明
出 版 者／大喜文化有限公司
登 記 證／行政院新聞局局版台 業字第 244 號
P.O.BOX／中和市郵政第 2-193 號信箱
發 行 處／23556 新北市中和區板南路 498 號 7 樓之 2
電　　話／（02）2223-1391
傳　　真／（02）2223-1077
E -mail：joy131499@gmail.com
銀行匯款／銀行代號：050，帳號：002-120-348-27
　　　　　臺灣企銀，帳戶：大喜文化有限公司
劃撥帳號／5023-2915，帳戶：大喜文化有限公司
總經銷商／聯合發行股份有限公司
地　　址／231 新北市新店區寶橋路 235 巷 6 弄 6 號 2 樓
電　　話／（02）2917-8022
傳　　真／（02）2915-7212
初　　版／西元 2019 年 10 月
流 通 費／新台幣 320 元
網　　址／www.facebook.com/joy131499